五大核心处方助力心脏康复
戒烟处方

名誉主编　胡大一

主　　编　孟晓萍　布艾加尔·哈斯木

副 主 编　吴　健　刘培良　魏　谨　刘　慧

编　　委　（按姓氏笔画排序）

丁　倩　马　欢　王　旭　王　瑛　王珺南

王媛媛　申　俊　朱利月　任爱华　刘美霞

李　畅　李　真　李　傲　李亚莉　李秀丽

李桂华　杨　雪　张兆志　张树峰　张静娴

陈贵英　孟宇博　孟海燕　孟繁波　秦如洁

袁斌斌　耿庆山　党晓晶　徐俊波　殷春媛

高　鹏　曹爱红　梁锦铭　斯琴高娃

董少红　薛锦儒

人民卫生出版社
·北京·

图书在版编目（CIP）数据

五大核心处方助力心脏康复. 戒烟处方 / 孟晓萍，布艾加尔·哈斯木主编. —北京：人民卫生出版社，2024.1

ISBN 978-7-117-35657-2

Ⅰ.①五… Ⅱ.①孟… ②布… Ⅲ.①心脏病—精神疗法—康复医学—普及读物 Ⅳ.①R541.09-49

中国国家版本馆 CIP 数据核字（2023）第 231642 号

人卫智网	www.ipmph.com	医学教育、学术、考试、健康，购书智慧智能综合服务平台
人卫官网	www.pmph.com	人卫官方资讯发布平台

五大核心处方助力心脏康复：戒烟处方
Wu Da Hexin Chufang Zhuli Xinzang Kangfu：Jieyan Chufang

主　　编：孟晓萍　布艾加尔·哈斯木
出版发行：人民卫生出版社（中继线 010-59780011）
地　　址：北京市朝阳区潘家园南里 19 号
邮　　编：100021
E - mail：pmph @ pmph.com
购书热线：010-59787592　010-59787584　010-65264830
印　　刷：鸿博睿特（天津）印刷科技有限公司
经　　销：新华书店
开　　本：889×1194　1/32　印张：3
字　　数：70 千字
版　　次：2024 年 1 月第 1 版
印　　次：2024 年 1 月第 1 次印刷
标准书号：ISBN 978-7-117-35657-2
定　　价：25.00 元

打击盗版举报电话：010-59787491　E-mail：WQ @ pmph.com
质量问题联系电话：010-59787234　E-mail：zhiliang @ pmph.com
数字融合服务电话：4001118166　E-mail：zengzhi @ pmph.com

序

2012年我们一起走向中国心脏康复事业的新征程，11年过去了，我们始终不忘"时时考虑患者利益，一切为了人民健康"的宗旨和初心。将心脏康复拓展为心肺（肾）预防与康复的大平台，目的是从根本上扭转和改变当时医疗机构及其从业人员火烧中段、两头不管，以及只治不防、越治越忙的被动局面，改变被动、碎片化的医疗模式，推动"以治病为中心"向"以人民健康为中心"的伟大战略转移。我们与时俱进，创新性地提出"五大处方"的全面综合管理，将双心医学、体医融合等关乎人民健康的重大问题有机融入我国心肺（肾）预防与康复方案。第一次制定了符合我国国情的心肺预防康复行业标准，并且利用国家卫健委的全国心血管疾病管理能力评估与提升工程（CDQI）项目，分期、分批做国家标准化心脏康复中心、培训基地和示范中心的认证。我们的团队是全国心血管疾病管理能力评估与提升工程项目认证的五大中心中工作最实、最好，也是最有活力、最具影响力的团队。

我们精心设计了国际一流的数据注册平台，为我国心肺（肾）预防与康复事业的可持续发展提供数据与证据支撑，也为开展相关科研工作提供了支持，并且为与国际接轨奠定了基础。我们与国际心肺预防与康复学术机构——美国梅奥医院、日本仙台群马医院等名院、名校建立了学术交流和人才培养的机制。我们组织我国从事心肺预防与康复事业的骨干到美国梅奥医院进修学习，到日本和德国留学，让大家打开了眼界，明确了方向，提升了水平。

在实践中我们发现，心脏康复"五大处方"的落地还存在许多问题。运动处方注重患者安全，但在如何体现"运动是良药"的效果方面还有欠缺。其他4个处方，也需要通过更深入的培训以提升处方质量。我们边实践，边学习，努力探索符合我国国情的心脏康复事业的规律，我们认为需要编写一套心脏康复"五大处方"丛书，为从事心脏康复的医务工作者提供整体性的指导。我们组织了国内心脏康复的专家撰写，这本书具有先进性和实用性，相信能对我们心脏康复的"五大处方"有临床指导的意义。

前途是光明的，道路是曲折的。革命尚未成功，同志仍需努力！

在此，向11年来所有为我国预防与康复事业努力奋斗、甘于奉献、勇于探索的各界朋友们及参与编写此书的专家们致以崇高的敬意！

2023 年 3 月

前言

心脏康复是心血管内科的一门分支，是心血管治疗体系中重要的组成部分，对于心脏病患者的心脏康复是十分必要的，可以提高患者的生活质量，有效地减少心血管疾病的发病率及死亡率。我国的心脏康复事业在胡大一老师的带领下经过 11 年的"抗战"取得了阶段性的胜利，心脏康复以星火燎原之势在全国蓬勃发展。这 11 年是我们奋斗实践的 11 年，是中国心脏康复快速发展的 11 年，也是硕果累累的 11 年。我国心脏康复事业从小到大，从弱到强，从 2012 年 6 家心脏康复中心发展为现在 346 家国家标准化心脏康复中心，这 11 年我们积极探索中国心脏康复的发展模式，建立了心内科心脏康复一体化模式，使心脏康复的发展步伐迈得更大。胡大一教授把"五大处方"融于心脏康复的治疗中，"五大处方"已成为我们心脏康复的核心，包括药物处方、运动处方、营养处方、心理处方和戒烟处方。帮助心脏康复患者提高了生活质量，回归正常社会生活，使心绞痛、心肌梗死及心血管事件发病率明显下降。"五大处方"具有广泛的实用性，不仅适用于心脏康复，也适用于其他领域的治疗。

在落实"五大处方"的实践中，我们发现各心脏康复中心还存在一定的差距。为了更好地使心脏康复为患者服务，更好地把"五大处方"落地，我们组织专家编写了"五大核心处方助力心脏康复"丛书，这套丛书不仅适合三甲医院的医生，也适合基层心脏康复医生。一共 5 个分册，本册是戒烟处方分册。

本分册强调了吸烟是冠心病发生的独立危险因素，烟草中的尼古丁可以损害人体的内皮细胞，是动脉硬化的启动因素。吸烟百害无一利，作为医生，要做戒烟的先锋，还要帮助患者戒烟，对于每位吸烟患者都应该进行尼古丁成瘾的评估，要针对患者个体情况为其制定戒烟处方。希望这本书能够给临床医生在帮助患者戒烟上提供有益的借鉴。

孟晓萍

2023 年 4 月

目录

第一章

吸烟的流行状况

吸烟是人类健康第一杀手。在有人吸烟的房间里，尤其是冬天门窗紧闭的情况下，室内不仅充满了人体呼出的二氧化碳，还有吸烟者呼出的一氧化碳。在这样的环境中，感到头痛、倦怠，工作效率也会下降，更为严重的是，在吸烟者吐出来的冷烟雾中，烟焦油和烟碱的含量比吸烟者吸入的热烟中的含量多 1 倍，苯并芘多 2 倍，一氧化碳多 4 倍，氨多 50 倍。有资料表明，长期吸烟者的肺癌发病率比不吸烟者高 10～20 倍，喉癌发病率高 6～10 倍，气管炎发病率高 2～8 倍，循环系统发病率高 3 倍，冠心病发病率高 2～3 倍。通过对 1 000 个家庭进行调查发现，吸烟家庭中 16 岁以下的儿童患呼吸道疾病的概率比不吸烟家庭高。对于 5 岁以下儿童，在不吸烟家庭中，33.5% 有呼吸道症状，而在吸烟家庭中，则高达 44.5% 有呼吸道症状。吸烟害己害人，因此养成不吸烟的良好卫生习惯尤为重要。

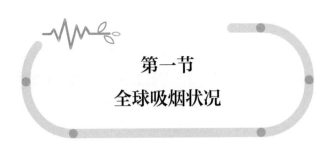

第一节
全球吸烟状况

目前，全世界吸烟人数约有 13 亿人，每年有 490 万人死于烟草相关疾病。预计到 2030 年，该数目将升至 1 000 万，其中有 700 万人分布在发展中国家。目前，烟草相关死亡已占全球死因构成的第一位。中国是世界上最大的烟草生产国、消费国和受害国，有 3.5 亿烟民，每年死于烟草相关疾病的人数为 100 万人，超过因艾滋病、结核、交通事故及自杀死亡人数的总和，占全部死亡人数的 12%。

在欧美发达国家人群吸烟率逐渐下降的同时，我国人群吸烟率却稳居高位。2010 年全球成人烟草调查（GATS）结果显示，中国人群的吸烟情况、戒烟比例和二手烟暴露在 10 年间没有明显改善。中国 15 岁及以上男性吸烟率为 52.9%，女性吸烟率为 2.4%。仅有 27.2% 和 38.7% 的吸烟者知道吸烟可导致卒中、心脏病，仅有 27.5%、51% 和 52.6% 的吸烟者知道二手烟可导致心脏病、肺癌、儿童肺部疾病，仅有 16.1% 的吸烟者打算在未来 12 个月戒烟。在过去 12 个月内尝试过戒烟的人群中，有 91.8% 的人没有接受过任何戒烟帮助。

《2022 中国成人烟草调查报告》显示，我国烟草流行依然严峻，但二手烟暴露情况有所改善，公众对于二手烟危害的认知有所提高。报告显示，我国人群吸烟率与 5 年前相比没有显著变化，为 27.7%。其中男性吸烟率为 52.1%，女性为 2.7%。由于人口总数增长，根据当前吸烟率推算，中国现在的吸烟人数比 5 年前增长了 1 500 万人，已达 3.16 亿人。吸烟者每天平均吸烟 15.2 支，与 5 年前相比，增加了 1 支。与 2022 年相比，在室内工作场所、公共场所的二手烟暴露率均有所下降。工作场所的二手烟暴露率由 60.6% 降至 54.3%；政府大楼从 54.9% 下降至 38.1%；医疗机构从 36.8% 下降至 26.9%；中小学（室内和室外）从 34.6% 下降到 17.2%；餐馆从 87.6% 下降至 76.3%。调查表明，5 年间，公众对各类公共场所和工作场所室内全面禁烟有很高的支持度。然而，公众对吸烟危害的认识没有提高，知晓吸烟导致肺癌的比例接近 80%，但知晓吸烟导致其他疾病（卒中、心肌梗死和勃起功能障碍）的比例分别只有 31.0%、42.6% 和 19.7%。此外，烟草广告和促销仍广泛存在。卷烟平均价格有所上升，但没有跟上居民购买力的增长速度。

报告建议，尽快通过国家级全面无烟法规；进一步提高卷烟税率，降低烟草消费；强化控烟宣传，力推图形警示上烟包；落实新广告法、完善慈善法，全面禁止烟草广告、促销和赞助；加强戒烟服务网络建设，提高戒烟能力。

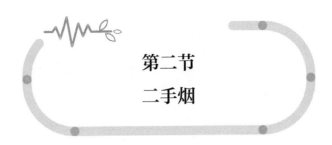

第二节
二手烟

一、什么是二手烟

二手烟（SHS）是被动吸烟的俗称，即不吸烟者吸入其他吸烟者喷吐烟雾的行为，又称"强迫吸烟"或"间接吸烟"。一般来说被动吸烟15分钟以上，即可认为二手烟成立。

二手烟实际上由两种烟雾构成，一种是吸烟者呼出的烟雾，称为主流烟；一种是香烟燃烧时所产生的烟雾，称为分流烟。不吸烟的人无论吸入哪种烟雾，都算二手烟，绝大多数人不可能完全避免接触香烟的烟雾，因而二手烟现象是非常普遍的。

二、二手烟对人体的危害

在日常生活中绝大多数人不可能完全避免接触烟雾，因而成为被动吸烟者。吸烟在危害吸烟者本身健康的同时，二手烟也影响着非吸烟者的健康。二手烟除了会刺激眼、鼻和咽喉外，还会明显增加非吸烟者患上肺癌、心脏疾病及其他疾病（如呼吸道疾病等）的风险，严重伤害人们的身体健康。

据研究，香烟燃烧后的烟雾中含有 7 000 多种有害物质，从医学方面可分为以下四大类。

(1) 一氧化碳：

在香烟烟雾中的浓度约为万分之四，其与血红蛋白的结合力约为氧合血红蛋白结合力的 210 倍，所以一氧化碳被吸入人体后，血红蛋白输送氧气的能力会降低，从而会导致人体缺氧。

(2) 尼古丁：

尼古丁在进入人体后会导致四肢末梢血管收缩、心跳加快、血压上升、呼吸变快、精神状况改变（变得情绪稳定或精神兴奋），并会促进血小板凝集，这是导致心脏血管阻塞、高血压、卒中等心血管疾病的主要原因。

(3) 刺激性物质：

这些物质不但会对眼睛、鼻腔和咽喉产生刺激，也会刺激支气管黏膜下腺体的分泌，导致急性支气管炎及慢性支气管炎。

(4) 致癌物质：

除公认的致癌物质尼古丁以外，烟雾中还含有较多的放射性元素（如钋），放射性元素会在吸烟时挥发，并随着烟雾被人体吸收，继而在体内积蓄后不断地释放 α 射线，损伤机体组织细胞，对人体免疫力造成破坏，为癌细胞生长创造环境。

毋庸置疑，以上四大类有害物质对于吸烟者和二手烟吸入者同样有害。更值得注意的是，分流烟中的一些有害物质比在主流烟中含量更高，如一氧化碳含量，在分流烟中是在主流烟中的 5 倍；焦油和烟碱含量是 3 倍；氨含量是 46 倍；亚硝胺

（强烈致癌物）含量是 50 倍。有研究结果显示，在吸二手烟者的尿检中也发现含有尼古丁等物质的代谢物，因此吸二手烟对身体的影响与吸烟者相似。

三、远离二手烟

吸烟危害健康已是众所周知的事实，为了保护自己和他人免受烟草的伤害，我们应采取一些防护措施。

①避免在室内吸烟　室内空气流动较小，吸烟者吸烟所致的烟雾很容易滞留在空气中，造成二手烟的积累。因此，我们应建立无烟环境，禁止在室内吸烟，尤其是在公共场所和家庭中。同时，要加强室内通风，保持空气流动，及时清除空气中的烟雾。

②尽量远离吸烟人士　当他人吸烟时，应尽量与其保持一定距离，避免直接接触到他人呼出的烟雾。如果无法避免与吸烟者接触，可以选择佩戴口罩，以减少吸入二手烟。

③定期清洁居住环境、保持室内通风良好也是防护二手烟的重要措施之一　经常清洗家具、地板、窗帘等表面，定期清洗空调和空气过滤器，并保持良好的室内通风，可以有效减少室内二手烟的积累。

④保持健康的生活习惯以增强身体抵抗力、减少二手烟对健康的危害　保持均衡饮食，多摄入新鲜蔬果，增加维生素和矿物质的摄入量。保持户外运动可以增强身体的免疫力，减少对二手烟的敏感性。

⑤吸烟者应该尽量减少吸烟次数和吸烟量，为自己和他人保持良好的健康环境　吸烟者应选择戒烟，寻求专业的戒烟

指导和帮助。戒烟不仅可以减少自身疾病的风险，还可以为他人提供无烟环境。

四、二手烟危害

1 **患癌**　有专家指出，每日和吸烟者在一起 15 分钟以上，烟草对吸二手烟者的危害便等同于吸烟者。肺癌患者有 75% 的致病因素最后追究到吸烟上。每个人身上都有"原癌基因"，这种基因使人在胚胎时期能够生长，但其在适当的时候停止起作用，否则容易致癌，而吸烟可以使这种基因再次开始起作用，进而导致癌症。专家提醒，吸二手烟的危害更不容忽视，不吸烟者和吸烟者一起生活或者工作，每天吸二手烟 15 分钟以上，时间达到一年以上的，其健康危害等同吸烟者。

2 **糖尿病**　美国一份研究报告显示，经常吸二手烟的人可能有患上隐性糖尿病的风险，会使他们罹患糖尿病的概率变高。研究结果显示，主动吸烟或被动吸烟均可以导致年轻人出现葡萄糖耐受不良。而吸二手烟也是导致出现葡萄糖耐受不良的新危险因素。如果人的身体出现葡萄糖耐受不良的情况，体内的血糖水平会随之提高，罹患糖尿病的概率将会非常高。

3 **肺癌**　有研究发现，在肺癌患者中，腺癌型肺癌患者占 35%～45%，某种药物对腺癌型肺癌患者的治疗有效率为 40%；其中对女性患者的治疗有效率为 60%。而相对应的该药物对吸烟、非腺癌型的男性肺癌患者治疗有效率仅为 10%～15%，基本对此药物不敏感。这与该药生产厂家在全球对 20 多万名肺癌患者为期 6 年的跟踪观察所得出的结论基本一致。

④ **婴儿猝死** 烟草燃烧时释放出的有害化学物质，多数能透过胎盘去"骚扰"无辜的宝宝。一氧化碳等有毒气体，会使母体血氧浓度降低，进而导致胎儿缺氧。烟草中有成瘾性的尼古丁，能引起血管狭窄，使血流减慢，导致母体提供给胎儿的营养和氧气减少，容易造成婴儿早产。早产儿易出现呼吸、消化、体温调节等功能障碍，甚至增加其出生后的死亡风险。

吸烟孕妇所生育的孩子出现低体重的概率明显增大，这会引起婴儿早期的健康问题，同时也是婴儿死亡的重要原因。有 10% 的婴儿猝死是由被动吸烟引起的。吸烟女性分娩婴儿的畸形率明显高于不吸烟者，其所生下的子女，智力障碍者、患精神病的比率均较高。

⑤ **乳汁分泌减少** 女性在哺乳期吸烟，会使乳汁分泌减少。此外，尼古丁还可随血液进入乳汁。每天吸烟 10 ~ 20 支的哺乳期女性，每千克乳汁中可分离 0.4 ~ 0.5 毫克尼古丁，尼古丁会通过乳汁传输给婴儿，对婴儿健康造成严重危害。

⑥ **新生儿呼吸窘迫综合征** 婴儿出生后，弥漫在室内空气中的烟雾会使婴儿呼吸吃力，导致新生儿呼吸窘迫综合征的发病率增高，使其更容易患感冒、支气管炎、肺炎、支气管哮喘等呼吸系统疾病和肺部感染性疾病。在烟雾笼罩下的新生儿体格发育迟缓，更易出现烦躁不安、哭闹现象，更难喂养，同时耳、鼻、喉部感染的机会也会增加，听力也将受影响。

⑦ **威胁儿童健康** 美国一家专业研究机构的评估结果显示，哮喘病每年给美国经济造成的损失达 126 亿美元，约有 1 500 万美国人遭受哮喘病折磨，其中 500 万是儿童。从 1980 年起，美国 5 岁以下的儿童哮喘发病率有较大增长。据统计，美国每年约有 5 100 人死于哮喘病，平均每天 14 人。哮喘每年导致美国儿童 1 400 万个缺课日，成为影响儿童学习

最严重的慢性病。

据美国环保局的一份报告显示，儿童是环境污染的最大受害者。通常，儿童会经历比成年人更高的环境暴露，按每公斤体重算，他们比成年人要呼吸更多的空气，从而会吸入更多的污染物。此外，由于儿童好动、自我保护能力较差、免疫功能不健全等原因，使得他们最易受到污染物的伤害。

二手烟是最常见的危害儿童健康的污染物。据世界卫生组织评估，二手烟对儿童健康的危害主要包括引发儿童哮喘、幼儿猝死综合征、气管炎、肺炎和耳部炎症等。二手烟的暴露导致 20 万～100 万患哮喘病的美国儿童的发病次数增加、症状加重；有 15 万～30 万 18 月龄以下的婴幼儿患上呼吸道疾病，以及一种中耳积液的儿童病增加流行等都与二手烟有关。这其中，每年有 0.75 万～1.5 万人需要住院治疗。另外，美国每年有 1 900～2 700 例婴儿猝死综合征也被认为与二手烟的污染有关。

二手烟还是引发儿童哮喘的主要刺激因素。一项研究结果表明，二手烟与房间里的螨虫联合作用，可以使学龄前儿童的哮喘病发病率升高，特别是在双亲吸烟的家庭，其子女患相关疾病的概率远大于不吸烟家庭的孩子。美国环保局在向国会的报告中也曾指出：儿童是美国最珍贵的资产，儿童的健康关系到美国未来国民的素质和国际竞争力。

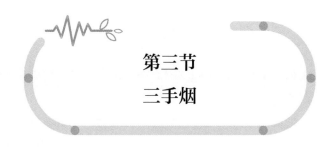

第三节
三手烟

一、什么是三手烟

三手烟是指吸烟后残留在衣服、墙壁、地毯、家具甚至头发和皮肤等表面的烟草残留物，亦称非自愿性吸烟，是一种被动吸烟方式，也是目前危害最广泛、最严重的室内空气污染。三手烟所含的有毒成分包括氢氰酸、丁烷、甲苯、砷、铅、一氧化碳、高度放射性物质钋210，以及11种高度致癌的化合物。

研究表明，残留在衣服和家具上的烟草残留物能被人体皮肤吸收。通风和污染程度的不同可能导致烟草的残留物滞留数小时、数天甚至数月。在某些情况下，只有通过彻底的大扫除或更换壁纸、地毯和窗帘才能清除这种污染。研究人员把存在于沙发垫、编织物中的纤维素作为室内物质的代表模型，先用烟气熏染，然后将其置于"高浓度但合理"的亚硝酸环境中3个小时，结果发现生成的烟草特有亚硝胺比原先高出10倍，而且生成速度更快。

❧ 二、三手烟对人体的危害

三手烟会引起人体细胞基因突变，从而造成患癌症和其他疾病的可能性。

三手烟里的化合物，比如尼古丁，其表面黏附力很强，并会与空气中的亚硝酸起化学反应，生成有很强致癌性的亚硝胺，对儿童的危害很大。

三手烟会在物体表面停留很长时间，甚至几个月都不会消失，它们会重新回到空气中，主要通过 3 个渠道危害人体，包括通过呼吸吸入肺部，通过接触被污染的沙发、衣服和地毯等从手到口造成污染，以及通过皮肤与物体的接触和摩擦后吸收到身体中。这些致癌物一旦进入身体后，会进入细胞，一些化合物会在细胞核里与核酸产生反应，引起基因链断裂或碱基氧化，从而导致基因突变，这是很多疾病特别是癌症发生的重要原因。

三手烟之所以不利于健康，是因为它包含重金属、致癌物，甚至辐射物质。婴儿在爬行或玩乐时，有害物质可能进入其口中，因此受到三手烟危害。

虽然不少烟民改变了自己的吸烟习惯。他们或在露天空旷处吸烟，或避开家人特别是孩子，以免自己的二手烟伤人。虽然到室外吸烟比在室内吸要好些，但尼古丁残留物依然会附着在吸烟者的皮肤或衣服上，并随吸烟者回到室内，从而蔓延到各处。

由于婴幼儿和儿童体重相对较成人低，免疫系统较脆弱，同样水平的有毒物质对儿童造成的危害更大。吸入这些有害物质后，最直接的后果就是引发婴幼儿的呼吸系统问题，如急性支气管炎、哮喘等。又因为其活动特点，婴幼儿和儿童更容易近距离接触残留在环境中的有害物质。因此，简单地将孩子们与吸烟产生的烟雾隔离，并不能真正保护孩子。即使在室外抽烟，吸烟家庭中婴幼儿体内的尼古丁含量仍比不吸烟家庭婴幼儿高出 7 倍。另外，环境中的烟草残留物，也可对儿童的神经系统、循环系统等造成不小的危害。儿童暴露在烟雾微粒环境中的时间越长，其阅读能力越差，即使烟雾微粒含量极低，也依然有可能导致儿童出现神经中毒的症状。

　　研究表明，父母在其身边吸烟的婴幼儿体内尼古丁含量最高，为不吸烟家庭婴幼儿近 50 倍；父母若在室外吸烟，婴幼儿体内尼古丁含量会比不吸烟家庭婴幼儿高 7 倍。吸烟者会令其自身头发、服饰乃至周遭环境沾染烟草中的重金属、致癌物质和放射性物质等，令儿童等非吸烟者遭受三手烟侵袭。三手烟在香烟熄灭 6 小时后仍存在，甚至能在室内停留半年，对婴幼儿危害最大，家有婴幼儿的吸烟者要注意，除了以上方法外，还要避免婴幼儿与吸烟者的衣服、皮肤和头发亲密接触。

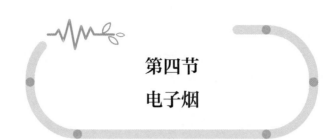

第四节
电子烟

电子烟是一种模仿传统卷烟的电子产品，有着与传统卷烟一样的外观、烟雾、味道和感觉。它是通过雾化等手段，将尼古丁等变成蒸汽后，让使用者吸食的一种产品。世界卫生组织专门对电子烟进行了研究，并得出了明确的结论：电子烟有害公共健康，吸电子烟不是戒烟手段，必须加强对电子烟进行管制，以杜绝其对青少年和非吸烟者产生危害。

一直以来，商家都以电子烟不含焦油、悬浮微粒等有害成分为卖点进行推广，甚至会在产品介绍中，打着"戒烟神器""清肺"等旗号。殊不知，电子烟的安全性尚未得到充分的科学论证。迄今为止，国内外均没有系统的电子烟安全性评估资料，因此，目前还不能确定电子烟会给使用者的健康带来哪些潜在风险。

有试验表明，人们在使用电子烟时，除尼古丁以外，还可能把其他多种未发现的有毒化合物吸入体内。此外，电子烟所产生的二手烟，同样可能危及人体健康。电子烟也会向室内释放可吸入的液体细颗粒物、超细颗粒物、尼古丁和致癌物质。由于电子烟不会产生烟雾，所以更容易误导使用者，使其产生安全、健康的错误认知。

部分电子烟尼古丁含量超高，对健康的危害可能大大高于普通香烟。虽然电子烟不含焦油，但其中的尼古丁并非无害，单纯吸入尼古丁也会产生健康风险。尼古丁本身不是一种致癌物质，但可起到"肿瘤启动因子"的作用。而且，有足够充分的证据表明：胎儿和青少年接触尼古丁，会对其大脑发育产生远期不良后果。

美国食品药品管理局曾对市场上 19 款电子烟的成分进行测试，发现电子烟的吸烟装置含有致癌物质和其他对人体有毒的化学品。他们还分析了两种畅销电子烟的烟管成分，发现其中一份样品中含有二甘醇，大剂量摄入会损害肾脏，在其他样品中则发现了亚硝胺等致癌物。法国国家消费研究员也指出，通过对部分电子烟产品进行研究，其中的尼古丁含量甚高，甚至可以杀死一名婴儿。不仅如此，由于电子烟装置的加温速度过快，在此过程中还会产生一种叫丙烯醛的剧毒性分子。因此，电子烟对人体健康的危害性可能比传统卷烟还要大，长时间吸食电子烟同样会产生对尼古丁的依赖。

电子烟导致肺病的原因目前尚无定论。发表在《新英格兰医学杂志》上的一项研究提出，这可能与有毒化学燃料产生的直接毒性有关。近年来，美国青少年吸电子烟已达到"流行性级别"，据统计，2018 年有超过 360 万美国中学生吸电子烟，较 2017 年激增 150 万人。

第二章

吸烟对身体的危害

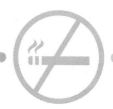

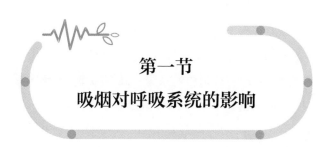

第一节
吸烟对呼吸系统的影响

烟草可对人体多个脏器造成损害，由于呼吸系统是与外界空气环境接触的第一道关口，并且是开放的系统，可与烟雾直接接触，同时有较大的表面积、丰富的免疫细胞及血流，故呼吸系统成为首当其冲的受害器官。常因烟草导致慢性阻塞性肺疾病、支气管哮喘、呼吸系统感染等疾病。

一、慢性阻塞性肺疾病

慢性阻塞性肺疾病（COPD）是一种常见的以进行性气流受限为特征的慢性呼吸系统疾病，引起 COPD 的病因包括自身因素和环境因素。在环境因素中，吸烟是 COPD 最主要致病因素，国外研究显示，吸烟可明显增加 COPD 发病率，持续吸烟者 COPD 发病率为 35.5%，不吸烟者为 7.8%，吸烟还可使 COPD 患者病情加重。

吸烟可通过炎症反应、蛋白酶 – 抗蛋白酶失衡、氧化应激等多种途径参与 COPD 的发病，还可通过破坏肺的免疫系统，引起并加重 COPD。机制如下。

❶ **炎症反应**　吸烟参与 COPD 炎症反应包括肺局部炎

症反应及全身系统性炎症反应。炎症细胞主要包括中性粒细胞、巨噬细胞及 T 淋巴细胞等，已证实烟草可诱导中性粒细胞释放蛋白酶，抑制抗蛋白酶系统，破坏肺弹力纤维，诱发肺气肿，中性粒细胞在 COPD 的形成过程中发挥着重要的作用。研究表明，与健康的吸烟患者相比，COPD 患者小气道增加的淋巴细胞主要为 $CD8^+$ 型，增加的细胞数与气流受限呈正相关，且 $CD8^+$ 的比例与吸烟时间长短成正比，导致 $CD4^+/CD8^+$ 比值明显降低。故 T 淋巴细胞异常可能在吸烟患者发生气道阻塞的发病机制中起重要作用。

❷ **蛋白酶-抗蛋白酶系统失衡** 肺气肿形成的一个重要原因是蛋白酶系统失衡。蛋白酶可以消化弹性蛋白和肺泡壁上的其他蛋白结构，主要的蛋白酶有中性粒细胞弹性酶、组织蛋白酶、MMP、颗粒酶等，而抗蛋白酶系统能对抗蛋白酶的作用。烟草中含有的大量氧化剂可减弱中性粒细胞的变形能力，导致中性粒细胞在肺微循环滞留、活化。中性粒细胞在肺部大量聚集活化，产生大量的弹性蛋白酶，最终使蛋白酶-抗蛋白酶失衡，引起间质胶原蛋白和弹力蛋白降解，导致肺组织的破坏，即使戒烟，这种平衡仍无法恢复。

❸ **氧化应激** 香烟中含有焦油、尼古丁和氢氰酸等氧化剂，刺激机体产生过多的过氧化氢、脂质过氧化物、一氧化氮、一氧化碳等应激氧化产物，各种类型的氧化剂在 COPD 发病过程中均起到重要作用。动物实验证实，暴露于香烟烟雾 10 天的小鼠支气管上皮即可发生氧化应激反应。氧化应激反应会对肺部产生多种负性影响，包括抗蛋白酶失活、黏液分泌增加和血浆渗出物增加等。吸烟刺激炎症细胞生成内源性氧化物，机体抗氧化物生成减少，使机体氧化和抗氧化失衡，在 COPD 发病过程中起到重要作用。

❹ **肺的免疫保护破坏**　肺的天然免疫和适应性免疫保护着肺免受外界环境中有毒物质和微生物的破坏。肺表面有很多受体参与免疫调节，保护肺免于受到外界物质的侵害，进而避免很多疾病的发生。有研究表明，吸烟引起的免疫破坏在COPD 的发病中起到作用。

🌿 二、支气管哮喘

多种因素和支气管哮喘发病有关系，而吸烟则是支气管哮喘的重要危险因素。吸烟不仅可导致哮喘，也是形成难治性哮喘的重要原因，吸烟者患哮喘的风险是不吸烟者的 1.89 倍。无论是主动吸烟还是被动吸烟的哮喘患者均比不吸烟的哮喘患者症状更严重、发作次数更多、肺功能减退更快。

吸烟可以增加小气道功能异常的发病风险。吸烟量越大、吸烟时间越长，小气道功能异常的发病风险越高。吸烟哮喘患者对糖皮质激素治疗的反应差，导致哮喘病情控制不佳。有研究发现，吸烟可以增加青少年患哮喘的风险，吸烟与青少年发生哮喘样症状和哮喘的风险之间存在剂量反应关系。吸烟者的吸烟年限越长、吸烟量越大，出现喘息症状及诊断为哮喘的风险就越高。

🌿 三、呼吸系统感染

吸入香烟烟雾的损害早期表现为小气道功能受损，随着吸烟量增加肺功能受损的严重程度加重，烟雾中的有害物质能直接作用在气道和肺泡的上皮细胞，此损害反复地发生，引起气道黏膜鳞状上皮化生，降低局部抵抗力，削弱肺泡吞噬细胞的吞噬作用。另外，烟雾释放的化学物质能刺激黏膜下感受器，使副交感神经功能亢进，引起支气管平滑肌收缩，导致气道阻力增加，以及增加腺体分泌增多、杯状细胞增生、支气管黏膜充血水肿、黏液聚集，容易诱发感染。吸烟可使气管黏液流通速率显著减低，减弱 COPD 患者的纤毛运动。长期吸烟还可使异常纤毛的数量增加，支气管黏液分泌增多，成为微生物定植和感染的场所。

此外，烟草会影响人体的免疫功能。免疫功能下降，致使感染性疾病反复发生。因此，吸烟可以增加包括肺炎在内的呼吸系统感染的发病风险，吸烟量越大，呼吸系统感染的发病风险越高并且不容易控制。

四、肺结核

世界卫生组织的报告明确指出，吸烟是结核病发病的独立危险因素，吸烟可以使患结核病的风险增加 2.5 倍以上，在全球范围内 20% 以上的结核病可归因于吸烟。

有充分证据表明，吸烟会增加结核病患者的易感性，增加其感染结核分枝杆菌的风险。烟草中的苯并芘可以导致人体免疫细胞发生基因突变和细胞凋亡，从而抑制细胞免疫功能。烟草烟雾还可以使支气管内膜肥大细胞的铁过量集聚，使其合成肿瘤坏死因子以及合成和释放一氧化氮的功能受到损伤，降低吞噬细胞的活性，降低肥大细胞抑制结核分枝杆菌在支气管内膜生长的能力。烟草燃烧形成的烟雾还可以影响支气管上皮细胞的黏膜分泌功能，降低其清除能力。

还有研究发现，吸烟可以增加结核病复发的风险，导致肺结核患者痰菌阴转的时间延长，对肺结核的预后也会产生不利影响，吸烟还可以增加肺结核患者的死亡风险，有吸烟史者因结核病死亡的风险为不吸烟者的 4.5 倍。

五、间质性肺疾病

吸烟被认为是与肺纤维化高度相关的主要危险因素。这种相关性已经获得了大量研究证据的支持。有研究者通过对这些研究的综合分析发现，与从来不吸烟的人相比，当前吸烟和曾经吸烟的人发生肺纤维化的风险增加 58%。另外，有研究发现，吸烟对肺纤维化患者的生存产生不利影响，同样是肺纤维化患者，终生不吸烟者的结局都要好于曾经吸烟者（已经戒烟）和当前仍在吸烟者。也就是说，吸烟也会加速肺纤维化患者的死亡，戒烟是吸烟相关间质性肺疾病的主要治疗措施之一。

六、肺栓塞

吸烟可导致人体内红细胞数目增多，能使血管内皮功能紊乱，血小板黏附聚集增加，是导致下肢深静脉血栓形成的主要原因，而深静脉血栓一旦脱落，可能会导致肺栓塞。由此可见，吸烟是动静脉发生栓塞的危险因素，在肺栓塞的发生发展中起了重要促进作用。吸烟还是肺栓塞患者再入院率升高的独立预测因素，再入院患者的住院时间明显延长。

七、尘肺

尘肺是因在职业活动中长期吸入生产性粉尘并在肺内潴留而引起的以肺组织弥漫性纤维化为主的全身性疾病。吸烟不会直接导致尘肺，但吸烟者发生尘肺的风险高于不吸烟者。

八、肺癌

肺癌是最常见的恶性肿瘤之一，全世界每年约有 100 万人死于肺癌。吸烟会大大增加肺癌发生率，是导致肺癌的首要危险因素。长期吸烟者的肺癌发生率是不吸烟人群的 20~40 倍，男性吸烟患肺癌的概率是不吸烟者的 23 倍，女性是 13 倍。

烟草燃烧时会释放致癌物质，烟雾中有 250 多种有毒物质或致癌物质，这些致癌物质可通过不同的机制，导致细胞遗传信息转化为癌变。吸烟年限对所有细胞类型，都有剂量－效应关系，但与鳞癌的关系比对腺癌更明显，而且开始吸烟年龄越小，肺癌的发病率越高，肺癌的死亡率越高。

研究表明，与非吸烟者相比，吸烟者每 10 个细胞中就有 9 个大量额外突变，突变数量从 1 000 到 10 000 个不等，这些细胞中有 1/4 具有至少一个驱动癌变的基因突变。吸烟还通过损害人体的免疫细胞来达到癌变危害。吸烟不仅会妨碍免疫细胞对抗感染的能力，还会延缓、削弱免疫细胞的行动。

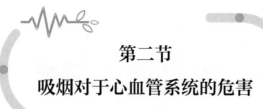

第二节
吸烟对于心血管系统的危害

吸烟对于心血管系统也有极大的危害，流行病学调查和科学研究证明，吸烟是心血管病发病的最重要的、独立的危险因素之一。

一、吸烟与冠心病

尽管冠心病的临床类型多种多样，且不同临床类型冠心病的危险因素及治疗、预后等均有差异，但不论是哪种临床类型的冠心病均有一个共有的独立危险因素——吸烟。吸烟可以通过冠状动脉内皮功能紊乱、炎症反应加重、增加氧化应激、促使血栓生成、冠状动脉痉挛、胰岛素抵抗等机制诱发或加剧心血管疾病。研究发现，每日吸烟量超过 20 支的吸烟人群患冠心病的风险是不吸烟人群的 3.87 倍，长期吸烟可使冠心病的病死率增加 20% ~ 70%。吸烟使急性心肌梗死患病风险增加最高达 7 倍，与吸烟量呈线性关系。吸烟可使心血管疾病发病年轻化，使首次发生心肌梗死时间提前 10 年。吸烟是冠状动脉介入治疗后非致死性心肌梗死风险增加的重要危险因素，使冠状动脉介入治疗后死亡相对风险增加 1.76 倍，发生 Q 波心肌梗死的相对风险增加 2.08 倍。

❶ 内皮功能损伤 香烟烟雾中的一氧化碳、血栓素、尼古丁等有害成分，均可导致血管扩张，进而引发血管功能障碍，损伤动脉内皮功能。早期的动物实验结果表明，尼古丁会降低前列腺素，进而损坏血管张力调节功能，引发血管管壁增厚、收缩等障碍。烟雾中的尼古丁和一氧化碳，能够减少心肌细胞的供氧量，增加心肌细胞的耗氧量，进而导致心肌缺氧。烟草中的成分还会增加吸烟者血液内的镉和铅含量，这会氧化损坏血管的内皮结构。

❷ 炎症反应加重 炎症与动脉粥样硬化密切相关，炎症反应直接关系到了冠心病的发病情况、病情进展情况、预后治疗情况等。吸烟能够促进炎症因子的释放，使体内白细胞、C 反应蛋白、纤维蛋白原增加，促进白细胞向血管壁的黏附，激活单核细胞，使机体处于炎症状态，导致动脉粥样硬化的发生、发展。而戒烟能够降低冠心病血清炎症标志物质数量，并且戒烟时间越长效果越明显，斑块位置处的炎症会减弱，有利于斑块的稳定，也有利于病情的稳定。

❸ 氧化应激反应 吸烟导致的氧化应激反应会损害吸烟者的血管，降低吸烟者的抗氧化能力。烟草会增加人体内血脂质过氧化产物的含量，如前列腺素、丙二醛。同时还会降低抗氧化物质的含量，如维生素 E、维生素 C。尼古丁导致的氧化应激反应和年龄因素相关，即年龄越小，氧化应激反应会越强烈。实验发现，通过对小鼠进行慢性尼古丁刺激，可增加脂质过氧化产物和降低内源性抗氧化剂的活性，引起各器官的氧化剂损伤，造成多脏器损伤。

❹ 促进血栓形成 吸烟可通过多途径导致血栓发生，使急性心肌梗死等心脏事件的风险升高。吸烟可导致血栓形成，

是急性心血管事件的重要因素。吸烟者尼古丁浓度的升高，几乎影响血小板激活的所有通路，会增加血小板激活与凝集。和非吸烟者相比，吸烟者血液高凝程度更加严重，血栓形成的概率更大。在存在动脉狭窄的情况下，吸烟使血小板血栓形成率增加 64%。吸烟可引起全身急性肾上腺素能反应，可以活化交感肾上腺素系统，使循环中的儿茶酚胺和皮质醇激素增加，导致全身的毛细血管床收缩，增加心脏的负荷，使心肌氧供不足，更加激活血小板。吸烟可使机体内组织因子产生增加，组织因子途径抑制剂产生减少，从而改变血栓形成和溶解平衡，促进急性心血管事件发生。吸烟可降低血小板源性一氧化氮的可用性，降低血小板对外源性一氧化氮的敏感性，导致血小板激活、黏附增加。烟雾暴露还可导致血管运动功能障碍，加速动脉粥样硬化斑块的侵蚀和多血管床血栓形成。纤维蛋白原是凝血系统的重要组成部分，参与纤维蛋白的生成，是血小板聚集的辅助因子，吸烟者的纤维蛋白原水平高于不吸烟者，从而增加了血液黏度，诱发高凝状态。

⑤ **冠状动脉痉挛** 临床研究发现，吸烟者冠状动脉痉挛风险增加 2.41 倍。冠状动脉内超声研究显示，吸烟促进冠状动脉收缩，增加总冠状动脉血管阻力。此外，吸烟导致内皮一氧化氮生成减少，增加冠状动脉血管平滑肌细胞 RhoA/Rho 肌酶表达，均与冠状动脉痉挛密切相关。

⑥ **影响心脏自主神经功能恢复** 心脏功能的发挥会受到神经系统的影响，而烟草中的尼古丁会影响患者神经功能的恢复，并且和吸烟量有直接关系，这主要是因为烟草会影响迷走神经对心脏的保护功能，降低心脏的交感神经兴奋程度，破坏了心脏神经功能原有的平衡，进而导致心脏自主神经功能的紊乱。

🌿 二、吸烟与血压

吸烟会引起高血压或加重高血压症状，主要是因为吸烟会对患者的自主神经功能、血管压力感受功能造成影响。香烟烟雾中的尼古丁可通过诱导大脑中负责心血管功能的重要区域的 cFOS 基因表达，激活交感神经系统，引起儿茶酚胺释放增加，进而增加心率和心脏搏出量。烟草还可使机体内醛固酮分泌增加，从而使全身的血容量增加，导致收缩压升高。同时，烟草生产的缩血管物质会导致小动脉血管壁痉挛，从而增加血管阻力，升高舒张压。

目前有研究证实，吸烟可能导致压力反射敏感性增加，会影响原发性高血压人群的昼夜血压调节功能，具体表现是患者的夜间收缩压会降低，血压昼夜节律会发生变化，血压的变异性增加。

🌿 三、吸烟与血脂

尼古丁能够推动低密度脂蛋白的氧化反应，进而出现氧化低密度脂蛋白，此蛋白会吞噬细胞表面清道夫受体，致使泡沫细胞增多，长此以往便会形成脂质斑块。烟草烟雾中的尼古丁与血脂异常密切相关，其机制包括尼古丁可加速脂溶解导致游离脂肪酸增加。吸烟导致动脉粥样硬化性血脂异常，包括低密度脂蛋白胆固醇升高、高甘油三酯血症、极低密度脂蛋白胆固醇（VLDL）升高和氧化低密度脂蛋白胆固醇升高。

四、吸烟与左室功能不全

吸烟是左心室功能不全患者发病和死亡的强有力的独立预测因子，烟草中的各种成分通过多种机制刺激心脏交感神经系统、增加炎症反应和氧化应激，导致内皮功能、血小板功能、凝血功能障碍。增加心率和血压，从而增加心肌耗氧量，具有负性肌力作用的碳氧血红蛋白增加，全身及肺血管阻力增加，增加了心室负荷，促使左室功能不全的发生或者加重。

国内外的研究均证明，即使校正对冠心病影响的因素后，吸烟仍是左心室肥厚、收缩功能障碍和心力衰竭事件住院的重要危险因素。与不吸烟的人相比，既往吸烟者的心衰风险会增加 48%，而当前吸烟者的风险增加 34%，且吸烟量越大，心衰风险越高。心衰患者暴露在二手烟中，同样会增加 43% 的死亡风险。

五、吸烟与心律失常

烟草中的主要成分为尼古丁和一氧化碳，其中尼古丁可增加机体交感神经兴奋性，同时一氧化碳可影响心肌的自律性，与广泛的心律失常有关。有研究显示，吸烟者较非吸烟者心律失常发生率显著增多，且以窦性心动过速、房性期前收缩、房性心动过速、心房颤动以及室性期前收缩居多。既往吸烟与当前吸烟都会增加房颤的发病风险，其风险随着吸烟指数的增加而增加，当前吸烟者比既往吸烟者增加更明显。吸烟导致心律失常的可能机制包括以下几点。

（1）烟草中的尼古丁使血清儿茶酚胺浓度显著升高，尼古丁、一氧化碳和氧化应激在不同心脏部位诱发心肌纤维化，产生促发心律失常的结构重塑，增加对儿茶酚胺的敏感性，更易发生心律失常。动物研究发现，受损心肌组织可能对尼古丁的促纤维化作用更为敏感，发生重塑的心肌组织反过来又对尼古丁暴露引起的心律失常更为敏感。在使用心房组织培养模型的实验中发现，尼古丁暴露使心房组织纤维化，导致心房肌丧失和间质纤维化，最终导致心房重构、心房扩大、心肌细胞肥厚、心房肌纤维化等，引起房颤发生及持续。

（2）尼古丁还可直接使心肌应激性增高，室颤阈值下降，减慢传导速度，易形成微折返而诱发心律失常。尼古丁在人体内达到一定浓度时，可直接作用于心脏离子通道，主要抑制心肌中的钾通道功能，使心肌细胞除极和动作电位时程缩短，从而产生心律失常。心房细胞离子通道传导可能被尼古丁改变，尼古丁通过心室复极化的延迟或延长有效不应期阻断瞬时外向的 K+ 电流，这可能会影响心脏复极化和膜运输过程增加心房的心电不稳定性，最终导致房颤等心律失常。

（3）烟草烟雾中的一氧化碳与血红蛋白结合，可形成碳氧血红蛋白，减少血红蛋白的携氧量，并阻止血红蛋白释放氧气，造成心肌及全身组织缺氧，减少了冠心病患者的局部心肌灌注。当心肌有缺血及损伤等基础病变时，复极异常，心电不稳定，副交感神经张力下降，患者更易发生致死性室性心律失常，增加急性心血管事件的发生率。

（4）研究表明，与无吸烟史的房颤患者相比，吸烟的房颤患者右房电压偏低，总激活时间长，且偏低的右房电压与吸烟强度及持续时间相关，表明吸烟状态下的低氧血症和肺动脉高压与房颤有相关性。

六、吸烟与心源性猝死

在大规模的临床对照研究中发现，吸烟是心源性猝死（SCD）的强大独立预测因子。吸烟使猝死的相对危险升高3倍以上，是猝死最重要的危险因素。尼古丁可刺激交感神经，增加室性快速性心律失常的倾向性和心搏骤停的易感性。有研究发现，吸烟者死于冠心病的风险比非吸烟者高70%。烟草的有害影响并不仅限于提升冠心病发病率，同时也会加速其他动脉粥样硬化性血管疾病的发展，并可能大大增加急性冠脉事件，特别是 SCD 的风险。

七、吸烟对心血管药物治疗的影响

烟草中的尼古丁会和部分心血管疾病治疗药物相互作用，这会降低治疗药物的应用效果。在健康人群中，阿司匹林可以抑制吸烟导致的血小板聚集，但在吸烟人群中，阿司匹林抑制血小板活性的效果差，有研究表明吸烟和阿司匹林抵抗强相关，只有高剂量的阿司匹林才能有效地阻止尼古丁导致的血小板凝集反应。在冠心病介入治疗术后的患者，吸烟可使氯吡格雷对血小板的抑制作用增强。吸烟会抑制阿司匹林的抗血小板作用及增强氯吡格雷的抗血小板作用提示，在临床实践中，吸烟导致常规的双联抗血小板治疗时患者出血风险增加。

　　房颤合并吸烟患者可能有更高的血栓栓塞风险，同时也增加了抗凝治疗过程中不确定性的出血风险。吸烟通过影响药物的药代动力学以及其他的危险因素来影响房颤的抗凝治疗。在维生素 K 拮抗剂抗凝治疗中，要想发挥真正的药效，吸烟患者需要服用比不吸烟患者多 12.13% 的剂量。而使用维生素 K 拮抗剂时，相对于无吸烟病史患者，即使是在严格控制 INR 的情况下，吸烟的房颤患者仍有更高的出血风险。因此吸烟是导致房颤患者使用维生素 K 拮抗剂抗凝治疗时控制欠佳的重要因素。

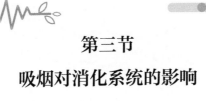

第三节
吸烟对消化系统的影响

　　烟草对消化系统的危害一点不弱于对呼吸系统和心血管系统，因为在烟草点燃后的烟雾中的多种毒素可以从两种不同的路径入侵我们的机体，对人体的消化道造成损伤。一方面，一部分气体可以经由人体的咽喉进入食管内，并行进到胃部甚至肠道，这部分气体可以与胃肠道黏膜进行直接的接触；另一方面，大部分的烟进入人体的呼吸道后，其中包含的有害成分会被呼吸道黏膜吸收并进入血液内部，跟随血液的循环被送至远处。无论是哪种吸收方式，香烟中的有害成分都会进入到人体的消化道内引起消化道疾病。其实消化系统也是受吸烟危害的重灾区。

一、反流性食管炎

　　正常情况下食管与胃连接处的括约肌就像紧闭的闸门，可以阻止胃酸反流。烟草中包含的有害成分会使食管的括约肌松弛，降低了对胃酸的阻止能力，使得胃酸和胃蛋白酶的胃液反流进入食管，刺激并损伤食管黏膜引起食管炎。因此，经常大量吸烟的人非常容易诱发或加重反流性食管炎，而且长期反酸，会让食管的表皮组织损伤变异，增加食管癌发生的风险。

🌿 二、胃炎与消化道溃疡

吸烟者消化道溃疡的发病率非常高，是非吸烟者的 2.6 倍，而且吸烟可以增加溃疡并发症的发生率，影响溃疡的愈合，降低药物治愈率且容易引起复发。其机制如下。

❶ **刺激胃酸和胃蛋白酶原分泌** 吸烟者胃酸和胃蛋白酶原分泌量可明显增多。过多的胃酸和胃蛋白酶可侵袭、腐蚀胃十二指肠黏膜，造成胃十二指肠黏膜溃烂缺损。

❷ **胃黏膜的自身"防御因素"破坏** 在正常情况下，胃十二指肠黏膜具有黏膜屏障、重碳酸盐屏障、黏膜血流量、细胞更新、前列腺素及表皮生长因子等自身保护机制，维持胃十二指肠黏膜的完整性。烟草中的尼古丁能抑制胰腺分泌碳酸氢盐，从而削弱了胃十二指肠的黏液和碳酸氢盐屏障功能，使中和胃酸的能力下降。尼古丁还可抑制胃十二指肠黏膜内的前列腺素合成、减少黏液量的分泌和黏膜血流量，从而降低黏膜的防御功能。

❸ **胃肠的功能紊乱** 烟草中的尼古丁还作用于迷走神经系统，使胃肠的功能活动紊乱，使幽门括约肌松弛、胆囊收缩。其结果是碱性的胆汁、肠液容易反流入胃，刺激、损伤胃黏膜，从而破坏胃黏膜屏障功能，导致胃十二指肠黏膜溃烂缺损、纤维蛋白渗出。尼古丁还可破坏正常的胃肠活动，使胃排空延缓，导致酸性食糜过久停留，侵袭腐蚀胃十二指肠黏膜。

❹ **消化道黏膜血运障碍** 尼古丁可刺激血管壁，引起胃

黏膜血管收缩，导致血液循环障碍，影响了营养物质的转运，造成黏膜缺血坏死在胃酸－胃蛋白酶的作用下发生病理改变。尼古丁还可作用于凝血因子，使血液呈高凝状态。

❺ **幽门螺杆菌的感染增加**　幽门螺杆菌是主要寄居于人体胃部的一种细菌，已经被证实与多种胃部疾病都有密切的关系。而吸烟可以增加患者幽门螺杆菌感染的风险，可能是由于尼古丁会降低胃血管的血流，继而降低胃抵抗幽门螺杆菌感染的能力。烟草不仅可以增加患者罹患幽门螺杆菌的风险，在已经被感染的患者之中，吸烟者罹患胃十二指肠溃疡的风险也远远大于不吸烟者。

三、消化道肿瘤

研究表明，吸烟者食管癌的发生率是不吸烟者的 2.41 倍；男性现在吸烟者患胃癌的风险是不吸烟者的 1.63 倍，女性现在吸烟者患胃癌的风险是不吸烟者的 1.30 倍；开始吸烟年龄越早，胃癌死亡率越高；吸烟者胰腺癌发病率比不吸烟者高2 倍；舌癌及口腔癌的发生率也会因吸烟而增加，吸烟女性发生口腔癌的风险是不吸烟女性的 2.2 倍，吸烟男性患口腔癌的风险是不吸烟男性的 1.47～2.84 倍；吸烟还是结肠癌的主要危险因素之一。

四、吸烟和肝脏疾病

肝脏通常会过滤血液中的酒精和其他毒素，但是吸烟会限制肝脏清除体内这些毒素的能力。有研究表明，当吸烟与过量饮酒相结合时，会使肝脏疾病恶化。吸烟是肝癌发病的危险因素之一，吸烟者患肝癌的风险是不吸烟者的 1.41 倍。吸烟者的吸烟量越大、吸烟年限越长、开始吸烟年龄越小，肝癌的发病风险和死亡风险越高。另外，吸烟还会增加胆结石、胰腺炎的发病风险。

🌿 五、消化道功能改变

首先，吸烟可引起味觉功能障碍和食欲减退。长期吸烟的人，由于烟雾直接经过口舌，在香烟中烟碱的反复刺激下，舌表面的味蕾会逐渐被破坏掉，从而产生味觉缺失，表现为进食时感觉不到食物的滋味，食之无味，无法有效地刺激大脑中的食欲中枢，导致食欲减退。吸烟者戒烟后，食欲会神奇般地恢复。吸烟还可使肠道运动功能紊乱，造成蠕动亢进或抑制，加重腹泻或便秘的症状。

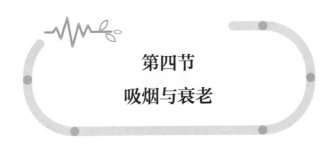

第四节
吸烟与衰老

　　吸烟对人的健康威胁很大，不仅表现在对于呼吸系统、心血管系统、消化系统的影响，吸烟对于人的衰老也有着很大影响。

　　最近的一项研究，佐证了"吸烟会加速衰老"的观点，至少对于年轻人而言是这样的。Nature 子刊 Scientific Reports 上发表的一篇文章给出数据，来自 Insilico Medicine 的研究通过血液检测结果配合人工智能，预测吸烟对生理年龄的影响。结果发现，对于 40 岁以下的吸烟者来说，生理年龄数值明显高于他们的实际年龄。女性吸烟者的生理年龄是她们实际年龄的两倍，而男性吸烟者为 1.5 倍。这项研究结果发现，相比于不吸烟的人，吸烟者会表现出更快的衰老速度，直至 55 岁。而且，年轻吸烟者（不满 40 岁）会表现出更高的衰老率。

　　为了证实吸烟与衰老的关系，研究人员还研究了吸烟对端粒和端粒酶的影响。端粒的作用是在细胞分裂过程中，对 DNA 序列进行保护。细胞每分裂一次，端粒就要变短一点。细胞分裂次数越多，端粒越短，细胞寿命越短，人变老的本质原因是端粒变短了。细胞的端粒随着细胞不停分裂而逐渐缩短，细胞也随之衰老并死亡。端粒酶是一种由催化蛋白和

RNA 模板组成的酶，可合成染色体末端的重复 DNA（端粒），赋予细胞复制的永生性。端粒酶是一种神奇的蛋白酶，具有调控端粒长短的能力，从而控制细胞的衰亡。

研究表明，端粒、端粒酶与衰老之间存在相关性。在非吸烟者中，突变负荷与端粒长度之间的相关性最弱，而吸烟者的端粒长度与突变负荷有很强的反比关系。在各种类型的志愿者中，儿童毫无疑问是突变负荷和驱动突变都最少的，其次是没有吸烟史的非吸烟者，有持续吸烟史的吸烟者则是突变最多的。很明显，吸烟不仅激发了细胞的突变概率，还在强有力地影响端粒。烟草燃烧后的烟雾中含有 4 000 多种物质，其中不乏反应性氧族和反应性氮族，活性氧可以使组织产生长期的慢性炎症，造成 DNA 的损伤，在细胞中活性氧可以触发一系列的信号通路，长期暴露于活性氧的细胞会发生衰老、凋亡甚至癌变。吸烟引起体内大量的和毁灭性的自由基化学作用，导致氧化和抗氧化的失衡，可造成与衰老相关的氧化应激。氧化应激刺激使细胞在复制过程中端粒的长度缩短更加明显，引起染色体的不稳定性加剧，最终导致细胞周期阻滞，细胞进入衰老状态。

吸烟还是促进皮肤衰老、加重皮肤皱纹的主要影响因素。流行病学资料显示，吸烟重者面部皱纹发生的危险是不吸烟者的 4 ~ 7 倍。烟雾中的尼古丁可以促进皮肤血管收缩，造成皮肤缺血，破坏细胞内环境的稳定，引起皮肤老化。烟草提取物可以抑制胶原合成，直接导致皮肤张力下降，促使皮肤老化现象的发生。研究还表明，步入老年后，吸烟者的智力功能降低概率要比不吸烟者高 5 倍。长期使用烟草对大脑有害，并且加速老年痴呆症。

第二章

吸烟是一种慢性病

长期以来，人们普遍认为吸烟只是一种个人习惯，却没意识到吸烟还是一种慢性病。早在 1998 年世界卫生组织就已经将烟草依赖作为一种疾病列入国际疾病分类，正式将烟草依赖认定为一种慢性、高复发性疾病。

为什么"烟草依赖"会被认定为一种慢性疾病呢？

主要有两方面的原因。首先，吸烟这种行为本身具有成瘾性，其背后深层次的物质基础在《全科医学与社区卫生名词》中对于"烟草依赖"的解释中有提及。书中提到，"烟草依赖"即吸烟者对含有尼古丁的制品形成的依赖，有主动寻求使用的愿望。在上述描述中，着重强调了"尼古丁"在烟草依赖中的关键作用，提示我们吸烟的成瘾性从本质上来说就是"尼古丁成瘾"，其主要表现为无法克制的尼古丁觅求冲动，以及强迫性、连续地使用尼古丁，以体验其带来的欣快感和愉悦感，并避免可能产生的戒断反应。在医学上来讲，因"尼古丁成瘾"较多涉及神经系统相关通路和 / 或递质的病理生理异常和变化，所以它属于大脑疾病和 / 或心理性疾病的范畴，并不单纯是一种不良嗜好或坏习惯。

其次，"烟草依赖"符合慢性病的特点。目前认为慢性病是对一类发病隐匿、病程长且病情迁延不愈、缺乏明确的传染性生物病因证据、病因复杂或病因尚未完全确认的一类疾病的概括性总称，具有病期长、起病隐蔽、可逆性小等特点。烟草依赖者往往对自身"烟瘾"的形成不自知，常经过数年甚至数十年的时间才将"烟瘾"一步步建立起来，且"烟瘾"形成后完全戒除的概率较低，可见"烟草依赖"符合慢性病的几大特征，"烟草依赖"或"吸烟"不仅是一种疾病，而且属于慢性病的范畴。

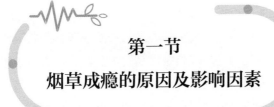

第一节
烟草成瘾的原因及影响因素

一、烟草成瘾的原因

不同物质和行为之所以能够成瘾与它们的特殊作用密切相关，包括愉悦、兴奋、幻觉、增加觉醒程度、提升情绪和运动性、增加探索行为等。

成瘾可定义为成瘾物质与大脑的奖赏系统相互作用而产生的一种慢性、复发性脑病。常见的成瘾物质有烟草、酒精、毒品等，而大脑的奖赏系统主要涉及大脑的一些结构区域，如中脑边缘系统的多巴胺奖赏回路就是与药物依赖（包括尼古丁）关系最密切的脑区。

多巴胺奖赏回路主要有两种功能，即激活功能和强化功能。其中激活功能表现为可立即改变个体的行为方向和活跃程度。现有大多数成瘾物质的奖赏性均高于一般自然奖赏物，尼古丁和其他成瘾性药物一样，可激活大脑的奖赏回路并增加了多巴胺的水平。大脑的奖赏机制就是奖赏效应，奖赏效应是一种正性强化效应，多巴胺是一种与欣快和兴奋情绪有关的神经递质，人在高兴时有关奖赏通路上的神经元就发出较多的兴奋性冲动，并会释放一定量的多巴胺，进而增强奖赏行为。

奖赏的另一个功能是强化功能，其作用是改变未来的行为。强化功能可以说是奖赏效应的一个部分，即强化总是有奖赏存在，但不是所有的奖赏都有强化功能，如一些偶发性的奖赏就不具备强化功能。成瘾是反复的、高情绪、高频率体验作用的结果，成瘾物质的慢性、反复作用可导致奖赏回路内相关核团或神经元突触发生持续的对抗性适应，特别是可引起相应的受体发生一系列适应性变化，从而让某种行为长期化。多种成瘾药物的研究均发现，成瘾者奖赏系统的多巴胺受体的活性明显低于正常人群，从而导致成瘾者通过各种超出正常水平的活动来努力补偿这种活性的减少，成瘾行为可以看作是机体为保持体内多巴胺活性达到平衡的一种强迫性、不可逆的行为活动。简单地说，激活功能会让人对成瘾物质"一见倾心"，而强化功能则让人对成瘾物质"爱不释手"。

除此之外，成瘾之后因停用或减少成瘾物质摄取所致的精神、躯体或社会功能受损等戒断症状，如焦虑、易怒、消化不良、注意力不集中等，成瘾者对于这些负面情绪的逃避，也是维持成瘾的一个重要原因。

二、烟草成瘾的影响因素

影响成瘾行为的相关因素很多，不能用单一的模式来解释。社会、心理、生理学因素相互交织，在成瘾物质开始使用、持续使用，以及依赖的形成、复发和康复等方面均起重要作用。烟草成瘾可以看作是一种受生物、遗传、社会环境、行为、心理等多种因素影响的复杂性脑病。

烟草成瘾的社会因素包括家庭、社会影响和文化背景等。在社会因素中，除了生育减少、教育程度低、宗教信仰弱以及精神紧张等可成为持续吸烟的危险因素外，社会经济状况低下、人际关系复杂或社会－家庭吸烟者多也对吸烟习惯的形成有一定的暗示作用。吸烟量大、烟龄长，以及开始吸烟年龄较小均会增加烟草成瘾的风险。此外，在社会文化习俗中，吸烟长期与正面形象关联，如吸烟者常把吸烟看作是老练、成熟、稳重的正面形象。在我国，尤其是农村地区，几乎所有的社交活动，包括婚礼、葬礼等都把烟草作为必需物品提供给参加的人员；大部分地区仍把给朋友、客人或者到访者提供烟草作为很有礼节的行为，对烟草成瘾有重要的促成效应。烟草成瘾的心理因素主要是强化理论。心理学上将成瘾定义为使用某种化学物质或者从事某些行为会留下一些刺激、兴奋、愉悦的回忆，这种回忆可作为一种正向强化因素，促使成瘾者再次重复先前的行为。久而久之，成瘾者在心理上会形成对该物质或者行为难以抑制的渴求和依赖，会想方设法地去达到目的，这便是成瘾的形成。同时，停用成瘾物质或者阻止成瘾行为会出现一系列戒断症状，如心神不定、易激惹、注意力不集中，甚至抑郁、焦虑等症状，导致成瘾者感到痛苦，不能自拔，必须反复使用成瘾物质以解除戒断症状。这是失去自我控制最强烈的一种负性强化作用，成瘾者为缓解和驱除这些不适，会不得已继续成瘾行为。很多吸烟者也是因为不能忍受戒烟时的各种不适而不断沉迷于烟草，导致戒烟失败。

烟草成瘾的生物因素主要是烟雾中的尼古丁。尼古丁可通过中脑边缘多巴胺系统引起奖赏效应，后者是机体发展为强迫性用药和觅药行为的始动因素。各类成瘾物质可通过不同的靶位激活脑中的奖赏中枢——中脑边缘多巴胺系统。

多巴胺是大脑中含量最丰富的儿茶酚胺类神经递质，具有多种生理功能，如它可作为一种神经传导物质帮助细胞传送脉冲，传递兴奋及开心等信息，亦与人的情欲、感觉传递相关联。

中脑边缘多巴胺系统是介导奖赏效应的关键回路，其胞体位于腹侧被盖区，神经纤维上行路经内侧前脑束，投射至伏隔核、终纹床核、嗅结节、杏仁核和前额叶。此外，该奖赏系统还包括从前额叶、杏仁核、海马、伏隔核到腹侧被盖区的长程的谷氨酸能神经回路和抑制性的 γ- 氨基丁酸神经回路。

成瘾物质可增加腹侧被盖区多巴胺神经元的放电，随后增加的多巴胺递质可释放至伏隔核和前额叶皮层等边缘前脑的其他区域。在依赖性药物的给药期间，从腹侧被盖区神经元末梢释放的多巴胺增加。阿片、可卡因、乙醇和尼古丁等都有这种效应。

烟草成瘾的主导物质尼古丁可与脑中烟碱型胆碱能受体结合，激活一系列通道，使奖赏系统神经元释放多巴胺，导致吸烟者兴奋、愉悦，并产生耐受性、依赖性和明显的戒断症状。关于尼古丁成瘾的机制将在下一节进行详细阐述。

除尼古丁外，烟草内的其他物质也可导致烟草成瘾。如Guillem 在 2005 年首先提出烟草中存在的一些除尼古丁之外的物质可抑制单胺氧化酶的活性，通过减缓多巴胺的代谢促进烟草成瘾的形成。亦有人发现吸入人体内的乙醛可与生物胺形成四氢异喹啉和卟啉的聚合物，这种聚合物可抑制单胺氧化酶，减少多巴胺的代谢，间接增加奖赏环路多巴胺的水平，参与烟草成瘾的形成。此外，还有研究显示尼古丁和乙醛有相互增效的正反馈效应。

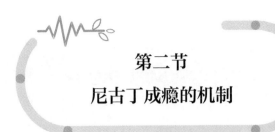

第二节
尼古丁成瘾的机制

一、尼古丁成瘾与大脑奖赏系统

① 尼古丁的奖赏效应　在脑内，尼古丁可通过位于神经元上的烟碱型乙酰胆碱受体调节多种神经递质的功能，这些神经递质主要包括多巴胺、去甲肾上腺素、5-羟色胺、谷氨酸、γ-氨基丁酸和内源性阿片肽等。烟碱型乙酰胆碱受体属于配体门控离子受体家族，通过改变阳离子通道（Na^+/Ca^{2+}/K^+）介导快速突触传递，呈五聚体结构，由5个跨膜单元组成，包括9种α亚单位亚型（α2～α10）和3种β亚单位亚型（β2～β4），以异聚体或同聚体的形式排列，每种亚型都有其独特的药理学和生理学特征，在大脑内的解剖学分布也各不相同，而且不同亚型也中介着不同神经递质的释放，并进而影响到奖赏系统及其他可造成行为改变的系统，包括认知系统、学习系统、记忆系统和唤醒系统等。其中参与尼古丁依赖形成和维持最多的是奖赏系统，亦即中脑边缘多巴胺系统，同时以多巴胺为代表的众多神经递质对这一系统的释放和浓度的改变也具有重要作用。活体动物实验表明，急性的和慢性的尼古丁处理都会导致腹侧被盖区的树突释放多巴胺，产生奖赏效应（如欣快感等），这也证明了多巴胺在尼古丁依赖中所起的作用。

中脑边缘多巴胺系统主要起源于腹侧被盖核，而腹侧被盖区的传入神经纤维主要是来自前额叶皮层、杏仁核和海马的谷氨酸能神经元投射纤维，同时还接受来自中脑被盖外侧核的乙酰胆碱能神经元投射纤维。多巴胺能神经元的最终兴奋性取决于这些来自前额叶皮层等区域的谷氨酸能兴奋性输入和来自局部中间神经元、伏隔核和腹侧苍白球的 γ-氨基丁酸能抑制性输入，以及多巴胺能神经元自身内部兴奋的综合信息。

尼古丁可通过显著增加中脑边缘多巴胺系统腹侧被盖区的多巴胺神经元的放电，直接刺激多巴胺递质释放增加，亦可通过对其他递质的影响间接刺激腹侧被盖区引起多巴胺释放。

尼古丁对腹侧被盖区多巴胺神经元产生间接刺激作用，有两种突触机制。

（1）尼古丁可引起兴奋性谷氨酸输入的长时程兴奋。腹侧被盖区接受来自前额叶皮层等的谷氨酸突触输入，因突触前的谷氨酸神经末梢存在尼古丁受体，当尼古丁到达腹侧被盖区时，可直接刺激这些谷氨酸神经末梢，并激活多巴胺神经元的突触后效应，促进多巴胺的释放。这一输入为腹侧被盖区的神经元活动以及最终伏隔核的多巴胺释放提供主要的兴奋控制，在这一过程中起主要中介作用的是谷氨酸甲基天冬氨酸受体。参与这一机制的烟碱型乙酰胆碱受体属于 $\alpha 7$ 亚型。

（2）尼古丁可引起腹侧被盖区内 γ-氨基丁酸传递的抑制。除了接受谷氨酸的兴奋性输入之外，γ-氨基丁酸能神经元是尼古丁作用于中枢神经系统的另一个主要目标。多巴胺神经元受到抑制性 γ-氨基丁酸纤维控制，主要是通过腹侧被盖区的 γ-氨基丁酸中间神经元以及包括伏隔核和苍白球在内的其他脑区投射来的抑制性 γ-氨基丁酸纤维。然而，由于参与这一机制的烟碱型乙酰胆碱受体属于非 $\alpha 7$ 亚型（含 $\alpha 4$ 和 $\beta 2$），所以它们在解除尼古丁后会很快出现去敏化，结果导致向多巴胺神经元的抑制性输入减弱。此外，有研究证实尼古丁不仅可刺激腹侧被盖区多巴胺神经元的脉冲放电，γ-氨基丁酸能神经元也是尼古丁作用于中枢神经系统的一个主要目标。非多巴胺神经元γ-氨基丁酸能细胞群对尼古丁刺激更微弱的反应以及更显著的去敏化反应，可以导致对多巴胺神经元的去抑制，从而促进中脑边缘多巴胺神经元更持久的尼古丁效应。

事实上，多巴胺神经元和γ-氨基丁酸神经元上的烟碱型乙酰胆碱受体都属于非α7亚型，都会快速去敏化；而谷氨酸神经元的烟碱型乙酰胆碱受体属于α7亚型，去敏化更慢一些。这样一来，当非α7亚型的烟碱型乙酰胆碱受体去敏化，对多巴胺神经元的抑制就解除了，但同时谷氨酸释放对多巴胺神经元的兴奋作用仍在继续，两种突触输入的整体结果就是兴奋作用。当多巴胺神经元去极化完全时，谷氨酸释放的增强就可以导致这种输入的长时程增强效应。由此可见，即便接触很有限的尼古丁，也足以对中脑边缘多巴胺奖赏回路带来持续性改变，也可以解释即使短时间或偶尔吸烟也足以使人产生尼古丁或烟草依赖。

尽管大多数关于尼古丁的研究都集中在它对多巴胺系统的影响，然而大量尼古丁受体位于突触前，其亦可导致其他一些神经递质的释放。例如尼古丁可刺激脑垂体释放阿黑皮素原（β内啡肽的前体），也能刺激伏隔核、导水管周围灰质、杏仁核、蓝斑核和脊核，释放脑啡肽，而内啡肽类和脑啡肽类与奖赏有关，如内啡肽可与脑内吗啡受体发生特异的结合，内生肽（吗啡样肽）的作用与吗啡类似，均有引起机体成瘾的效应。

尼古丁尚可引起5-羟色胺（5-HT）水平升高，作用于5-HT2受体，激活中脑边缘多巴胺系统，除引起多巴胺释放产生奖赏效应外，还可以改变皮层、纹状体、海马、中缝背核、下丘脑的 5-HT 水平及 5-HT1A 受体表达，而 5-HT1A 受体在尼古丁戒断中发挥着重要作用。去甲肾上腺素也会在尼古丁的刺激下释放增多，并且尼古丁除可直接激活蓝斑末梢的 nAChRs 促使去甲肾上腺素释放之外，还可以通过刺激 γ- 氨基丁酸的分泌间接刺激去甲肾上腺素的释放，从而保证奖赏效应的持续。

❷ **尼古丁引起神经系统的适应性改变**　在急性给药的情况下，尼古丁可激活中脑边缘多巴胺系统的多巴胺神经通路，这是奖赏、强化等效应的神经基础，也是形成条件信号的关联、诱导渴求或者觅药行为的神经基础。但尼古丁的作用不仅是激活中脑边缘多巴胺系统，其反复作用可导致中脑边缘多巴胺系统内相关核团或神经元突触发生持续的对抗性适应，特别是多巴胺受体会发生一系列适应性变化，涉及受体的数量或活性、细胞内信号转导分子活性或信号转导途径，以及进一步引起基因表达等的改变，这些适应性的变化构成了尼古丁成瘾和依赖的神经生物学基础。

成瘾物质慢性作用将导致耐受、敏感化和条件化等效应。敏感化指在药物反复作用后药物效果的增加。能够敏感化的药物效应可以分为两类：精神运动兴奋性和奖赏。精神运动兴奋性是指药物的急性作用能够导致运动量的增加、探索行为的增加等。

尼古丁不仅能够产生精神运动兴奋性，而且反复作用导致奖赏的敏感化。研究发现尼古丁间歇给药可引起腹侧被盖区多巴胺神经元烟碱型乙酰胆碱受体敏感性上调，而 γ- 氨基丁酸神经元上的烟碱型乙酰胆碱受体敏感性不变，这也是尼古丁成瘾的可能机制。

此外，在完成奖赏过程的同时，人脑可将刺激信息与欣快的经历相联系、匹配，并存储于记忆系统，使两者形成一种暂时性的联系，海马、杏仁核也在这一过程中起重要作用。由于与成瘾有关的记忆奇特而稳固，可将其称为"成瘾记忆"。大鼠模型研究表明，成瘾记忆一旦形成，大鼠将失去对药物的控制。当尼古丁戒除后，成瘾记忆仍处于潜伏状态，当重新暴露于尼古丁或其相关环境后，成瘾记忆可被唤起，这可能就是复吸的直接原因。

二、尼古丁成瘾与"反奖赏系统"

除中脑边缘多巴胺系统外，其他边缘系统组分也广泛参与成瘾进程，例如，前额叶皮质主要介导机体由偶然用药发展为强迫性用药，杏仁核参与成瘾记忆、应激诱导的复吸以及戒断后的心理渴求等，而缰核则作为脑内"反奖赏系统"的关键组分参与药物戒断后诱发的负性情绪。

当吸烟者尝试戒烟时，常常因戒烟过程中产生难以忍受的戒断症状而导致戒烟失败，这不仅是简单的个人意志力的原因，缰核在其中也扮演着重要的角色。

缰核是一种上皮细胞结构，分化为内侧缰核和外侧缰核两个核复合体。外侧缰核接收来自中脑和后脑的传入信息，并广泛投射到中脑和后脑，其中密集投射到喙侧被盖核这个结构。缰核复合体输出信号到中脑核团，在病理行为调节中起关键作用。损毁外侧缰核可显著逆转尼古丁诱导的焦虑。内侧缰核的下 2/3 由腹内侧、腹中央和腹外侧亚核组成，其主要表达神经肽物质的神经元，接受来自前连合床核的输入，并同侧投射到脚间核的最外侧部分。内侧缰核 – 脚间核通路调节着尼古丁戒断所产生的负性情感状态，该通路中烟碱型乙酰胆碱受体的拮抗作用可引起慢性尼古丁暴露小鼠的戒断样行为，提示尼古丁依赖信号的敏感性增高。在慢性尼古丁暴露期间，内侧缰核 – 脚间核通路失调是尼古丁戒断行为的基础。

在与人类焦虑和抑郁相关的应激诱导行为中存在不同的烟碱型乙酰胆碱受体亚型。严重抑郁障碍和尼古丁依赖经常并存，烟碱型乙酰胆碱受体激动剂可改善动物模型中的抑郁行为，改善抑郁个体的情绪。在抑郁症患者中，β2-nAChR 的有效性与终生抑郁发作次数、创伤评分和焦虑评分显著相关。在所有民族中，尼古丁依赖与抑郁情绪呈正相关。尼古丁依赖与抑郁情绪存在共同的途径或共同的诱发因素，如可能导致尼古丁依赖与抑郁情绪的遗传或环境因素。此外尼古丁可调节焦虑症患者的症状严重程度，改变与恐惧和焦虑相关的行为，对焦虑症的发展、维持和复发起重要作用。

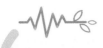

第三节
烟草成瘾的诊断标准和
成瘾程度的评估

一、烟草成瘾的诊断

在目前的临床工作中，需将吸烟作为一项重要的既往史进行询问，并将烟草成瘾作为一项疾病写在诊断一栏。烟草成瘾的临床诊断标准为在过去 1 年内体验过或表现出下列 6 项中的至少 3 项，即可以做出烟草成瘾诊断：①强烈渴求吸烟；②难以控制吸烟行为；③当停止吸烟或减少吸烟量后，出现戒断症状；④出现烟草耐受表现，即需要增加吸烟量才能获得过去吸较少量烟即可获得的吸烟感受；⑤为吸烟而放弃或减少其他活动及喜好；⑥不顾吸烟的危害而坚持吸烟。

二、烟草成瘾程度的评估

临床中较为常用的尼古丁依赖程度的评估方法有 Fagerstron 试验和吸烟指数，这两者的应用有助于对烟草成瘾的程度进行量化分级，便于对患者进行相应的戒烟教育和指导。

❶ **Fagerstron 试验**　Fagerstron 试验是国际上用于评估尼古丁依赖的方法，见表 3-1。其分值代表以 FTIND 表示，

0～2 分：依赖水平很低；3～4 分：依赖水平低；5 分：依赖水平中度；6～7 分：依赖水平高度；8～10 分：依赖水平很高。一般将 FTIND 大于等于 4 分定为尼古丁依赖的标准；FTIND 大于等于 6 分被认为是尼古丁高度依赖的标准。

表 3–1　评估尼古丁依赖的 Fagerstron 试验

评估内容	0 分	1 分	2 分	3 分
早晨醒来后多长时间吸第 1 支烟？	＞60 分钟	31～60 分钟	6～30 分钟	5 分钟以内
你是否在禁烟场所感到很难控制吸烟的需要？	否	是		
你最不想放弃的是哪一支烟？	其他时间	早晨第一支		
你每天吸多少烟？	10 支	11～20 支	21～30 支	31 支
你是否在早晨醒来后的第 1 小时内吸烟最多？	否	是		
如果你患病卧床是否还会吸烟？	否	是		

已有研究显示普通人 FTIND 评分低于 4 分为低度依赖，基本可以自行戒烟，临床上常将 FTIND 大于等于 4 分作为需要进行药物干预的标准。具有烟草依赖的吸烟者通常需要反复干预和多次努力才能实现有效戒断。

❷ **吸烟指数**　吸烟指数（SI）＝ 每日吸烟支数 × 吸烟年数。吸烟指数小于 200 为轻度吸烟，200～400 为中度吸烟，大于 400 为重度吸烟。吸烟指数大于 400 者属于肺癌等多种癌症的高危人群。

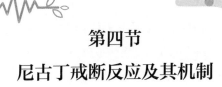

第四节
尼古丁戒断反应及其机制

尼古丁戒断反应是指停止使用烟草或减少烟草使用剂量，或者使用拮抗剂占据尼古丁受体后所出现的一系列特殊的心理症候群，其机制是由于吸烟者长期使用烟草且成瘾后，突然停止吸食引起的适应性反跳，一般表现为出现与吸食烟草时截然相反的症状，即戒断症状。

目前认为，尼古丁戒断症状大致分为 3 个方面，即情感、躯体和认知症状。情感症状主要包括焦虑、烦躁、易怒、失眠、情绪低落、痛觉过敏和对烟草的强烈渴求；躯体症状主要包括震颤、心动过缓、胃肠道不适（便秘、恶心等）和食欲增加；认知症状表现为注意力不集中和记忆力受损。尼古丁戒断症状被认为是戒烟者复发率高的主要原因之一。因此，烟草成瘾不仅取决于尼古丁带给吸烟者的积极反应和愉悦感受，还取决于吸烟者想极力避免戒烟后因尼古丁戒断反应带来的令人厌恶的感受。

相关研究表明，内侧缰核 - 脚间核通路在调节尼古丁戒断所产生的负性情感状态中发挥重要作用，该通路中的 nAChRs 拮抗作用可引起慢性尼古丁暴露小鼠的戒断样行为。在尼古丁依赖动物中，内侧缰核神经元中 α4β2-nAChR 的上调是尼古丁戒断引起的焦虑增加的关键介质，内侧缰核胆碱能或谷氨酸能神经元中 α6α4-nAChR 信号上调是尼古丁戒断期间焦虑加剧的基础。在尼古丁依赖小鼠的内侧缰核中输注 α6-nACh 选择性拮抗剂可以缓解戒断期间的焦虑样行为。

另外中枢神经系统中的 α7-nAChR 在调节与抑郁症相关的小胶质细胞功能和神经炎症反应中起重要作用；激活 α7-nAChR 有效地阻止了脂多糖诱导的焦虑、认知障碍和抑郁样行为，并调节了相关的神经炎性标志物。另有相关研究证明，尼古丁通过改变脑中含有食欲肽和厌食肽的神经元的活性来影响能量平衡和食物消耗，主要通过 nAChRs 起作用，其中 α3β4-nAChR、α7-nAChR 和 α4β2-nAChR 与体重的调节有关。

第四章 戒烟与健康

　　1977 年，美国肿瘤协会首先提出了控制吸烟的一种宣传教育方式——无烟日。无烟日当天在全国范围内进行"吸烟危害健康"的宣传，劝阻吸烟者在当天不吸烟，商店停售烟草制品一天。后来，英国、马来西亚、中国等国家和地区也相继制定了无烟日。世界卫生组织最终在 1988 年将每年的 5 月 31 日定为"世界无烟日"，旨在宣扬不吸烟的理念。而每年的世界无烟日皆会有一个中心主题，并会举办不同类型的宣传活动。

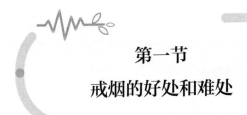

第一节
戒烟的好处和难处

一、戒烟的好处

吸烟有百害而无一利，但只要戒烟，多数危害还是可以逆转的。因为烟草造成的疾病和死亡并不是即时发生的，使用烟草制品与发生烟草相关疾病之间有一定的时间间隔，这些事件常常出现在吸烟后的 10 年到 20 年甚至更长时间，所以吸烟对人体的危害是一个缓慢发展的过程，但是只要及时戒烟就可能一定程度或者完全消除这种危害。早戒比晚戒好，戒比不戒好。

吸烟者戒烟所带来的好处非常明显，不仅预期寿命会增加 3~10 年，戒烟后心脏病、肺部及各种恶性肿瘤的发病率、死亡率也均会明显降低，同时，还能减少对被动吸烟者的危害。

二、戒烟的难处

世界卫生组织为医务人员制定了简单的指导患者戒烟的方针。我国有关专家指出："发达国家的经验表明，如果不是医生不积极参与劝阻吸烟工作，医生自身吸烟率没有下降，整个国家人群的吸烟率是很难下降的。"医务人员应该意识到自己肩负的担子，为我国的控烟工作做出应有的贡献。戒烟谈起来容易但做起来相当困难。目前，75%～80%的烟民有戒烟愿望，30%的烟民试戒过3次以上，但仅不足一半的烟民能在60岁前彻底戒烟，可见戒烟很不容易。

导致戒烟困难有两方面的原因：一方面是吸烟者在生理上对尼古丁产生依赖性，即上瘾。吸烟时尼古丁很快从口腔、呼吸道及消化道等部位吸收进入吸烟者血液，并到达全身各处。尼古丁仅需7秒钟即可抵达脑部，与有关受体结合，产生短暂的调节精神的作用。人体对尼古丁还有耐受性，随着吸烟年月的延长，原来能起作用的吸入量逐渐变得不管用。因此，吸烟者的吸烟量会逐渐增加。当血液中尼古丁含量降到一定程度时，吸烟者就会产生吸烟的要求。另一方面是吸烟者在心理上对香烟的依赖和好感。即使已经戒烟，还会习惯性地在原来总要吸烟的时刻摸索口袋掏烟。当有人递烟或遇特殊情况时，又会重新开始吸烟。屡戒屡吸者往往自身很想戒烟，但由于在生理和心理上都对烟草存在强烈的依赖，导致他们戒烟的决心、毅力往往不大，屡戒屡败、屡戒屡吸。开始吸烟年龄越小、每日吸烟支数越多、吸烟年数越长、吸烟入体越深，危害越大。

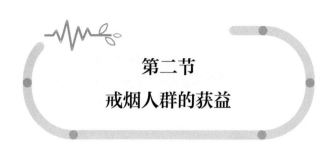

第二节
戒烟人群的获益

一、戒烟可以降低多种恶性肿瘤的发病风险

　　戒烟可以降低多种健康风险，包括恶性肿瘤、心血管疾病、慢性阻塞性肺疾病和生殖健康等。即便是已经诊断患有以上疾病的人群，戒烟也仍然对其健康有益，有助于减少疾病复发、改善患者生存率。目前，已有充分的证据支持戒烟可减少以下 12 种癌症的风险，包括肺癌、喉癌、口腔癌和咽癌、食管癌、胰腺癌、膀胱癌、胃癌、结直肠癌、肝癌、宫颈癌、肾癌和急性髓细胞性白血病。其中，戒烟者患肺癌的相对风险将稳步下降，与继续吸烟者相比较，戒烟后 10～15 年，肺癌的发病风险能降低一半。英国有一项队列研究表明，吸烟者如能在 35 岁以前戒烟，则死于烟草相关疾病的风险会明显下降，几乎与不吸烟者相近。日本的一项调查发现，吸烟总量在 20 万支以内者，戒烟 4 年后，肺癌死亡率与不吸烟者相同。

二、戒烟能降低冠心病的发病率和死亡率

　　吸烟会造成人体血管内皮损伤，导致动脉硬化的发生，致

使动脉血管管腔变窄，血流受到影响，引起多种心脑血管疾病。临床上发现吸烟是引发冠心病最大的诱因，及时戒烟可以有效改善心肌供氧、降低冠心病、外围动脉血管疾病、脑卒中等疾病的发病率和死亡风险。

经常吸烟会让首次心肌梗死的发病时间提前 10 年，让急性心肌梗死的发病风险增加 7 倍。如果能及时戒烟，心肌梗死的发病率也会大大降低，无论是对身体健康还是生存期的延长都是好处多多。另外，吸烟也是再次发生心肌梗死的危险因素，戒烟对避免再次心肌梗死十分有利。

戒烟 15 年后，患心血管疾病的风险会恢复到非吸烟者的水平。英国曾对 35～64 岁的医师进行为期 15 年的调查结果显示，由于许多医师戒烟，他们患冠心病的死亡率较普通人群下降了 6%，而同期未戒烟的医师患冠心病的死亡率却增加了 9%。

三、戒烟可以减少肺功能损害

许多资料表明，吸烟损害肺功能。无症状吸烟者吸烟史不长时，常规肺功能检查可能正常，若进行小气道功能测定，常可显示吸烟者存在小气道功能异常，且吸烟年限愈长，对小气道产生不可逆影响就愈大。对于吸烟史较长者，常规肺功能检查即可显示异常。一项研究表明，吸烟 7 年以上人群的用力肺活量（FVC），第 1 秒用力呼气容积（FEV1）及最大通气量（MBC）等指标均低于吸烟不足 7 年者，吸烟 30 年以上者则进一步降低，说明吸烟对肺功能影响有累积作用。还有资料表明，被动吸烟也能影响肺功能，对于被动吸烟的儿童，发现其小气道已有不同程度的损害。

戒烟几周后，咳嗽、咳痰减少，可防止肺功能进一步恶化。大约在戒烟 8 个月左右，纤毛的功能可逐渐恢复正常。而肺部完全恢复到正常状态，需要的时间比较久，一般可能需要 10 ~ 15 年，所以戒烟宜早不宜晚。

四、戒烟有利于优生优育，养育健康下一代

戒烟可能会减少吸烟对男性生育能力和精子质量的影响。精子的发育周期是 3 个月左右，一般情况下，如果男性患者戒烟达到 3 个月以上，吸烟对于精子的影响就会明显降低，甚至患者体内的精子质量可能恢复正常。同时，吸烟对女性生育也会产生严重不良影响，孕妇吸烟对优生极为不利，容易造成流产、早产、死产及胎儿发育不良。若在怀孕前 4 个月开始戒烟，则这些不良影响通常可以避免。成功戒烟的女性能够降低胎儿流产的概率。与继续吸烟相比，孕妇戒烟有助于妊娠期体重增加，可减少吸烟对胎儿的影响，降低早产风险。最重要的是，戒烟成功的女性生下一个健康宝宝的概率会大大提高。同样，在孕期，准爸爸或准妈妈如吸烟，都可能导致胎儿畸形。因此，想要生育一个健康活泼的宝宝，请尽快戒烟。此外，还有证据表明戒烟可降低女性提前绝经的风险。

五、戒烟后消化性溃疡更容易治愈

香烟里的尼古丁和咖啡碱会改变胃肠道黏膜的血液循环状态，并刺激胃酸分泌，有吸烟习惯的消化性溃疡患者，即使做

过幽门螺杆菌杀菌治疗，也会不容易痊愈，只有戒烟后，溃疡症状才得以逐渐好转。因此，胃十二指肠溃疡患者务必戒烟，以加快溃疡的愈合。

六、戒烟可以有效防止寿命缩短

《中国吸烟危害健康报告》指出，吸烟者的平均寿命比不吸烟者缩短 10 年，在吸烟者中，将来有一半会因吸烟而提早死亡，而在 60 岁、50 岁、40 岁或 30 岁时戒烟可分别赢得约 3 年、6 年、9 年或 10 年的预期寿命，且与持续吸烟者相比，戒烟者更少伴有疾病和残疾。但通过减少吸烟量并不能降低吸烟者患病和死亡的风险。吸烟者的平均寿命比不吸烟者短，例如 25 岁的人一天吸烟 40 支，他的寿命比同龄不吸烟者要短 8.3 年，但是戒烟 10～15 年后，平均寿命与不吸烟者相等。剑桥大学有研究表明，尽早放弃吸烟平均可使寿命延长 5 年。有研究者对超过 100 万的吸烟妇女进行跟踪调查，发现即便是到了 50 岁才戒烟，也可以大大延长寿命。因此，戒比不戒好，早戒比晚戒好。戒烟越早，健康获益越大，寿命延长越多。无论何时戒烟，均可获得更长的预期寿命。

另外，烟草燃烧产生的烟雾对伴侣、孩子、老人，甚至一起工作人群的健康都有影响。戒烟可以保持工作环境、生活环境的空气清洁，还可避免对他人增加不必要的损害和麻烦。最后，曾经因吸烟而加重的经济负担也会随着戒烟而减轻。

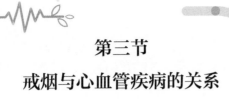

第三节
戒烟与心血管疾病的关系

一、戒烟对脂蛋白的影响

吸烟者更易患动脉粥样硬化相关的血脂代谢紊乱，且与低密度脂蛋白胆固醇（LDL-C）呈正相关，与高密度脂蛋白胆固醇（HDL-C）呈负相关。一项研究发现戒烟与 HDL-C、总高密度脂蛋白颗粒大量增加独立相关。另一项研究证实，戒烟3个月可使健康戒烟者和冠心病戒烟者 HDL-C 抗氧化性、抗趋化性得到恢复，戒烟后观察到 HDL-C 升高与功能恢复可能是心血管疾病风险降低的机制之一。

二、戒烟可增加胆固醇外流

大量研究证实，三磷酸腺苷结合盒转运体 A1（ATP-binding cassette trans- porters A1，ABCA1）介导的以载脂蛋白 A-1（ApoA-1）为受体的细胞内胆固醇外流功能障碍加速动脉粥样硬化的发生和发展。长期吸烟可导致巨噬细胞 ABCA1 表达及诱导胆固醇外流功能下降，ABCA1 功能下降可能与吸烟者血浆 HDL-C 水平降低有关。患冠心病的吸烟人群戒烟

3 个月，其体内巨噬细胞 ABCA1 表达和功能可显著改善，从而延缓动脉粥样硬化的发生。

三、戒烟改善血管内皮功能

血管内皮对血管和心肌健康至关重要，在高血压和心肌缺血的发病机制中起重要作用。吸烟产生大量自由基和促氧化剂分子诱导内皮功能障碍，从而导致内皮依赖性血管舒张功能下降。戒烟对内皮功能具有直接和长期的有益作用。国外一项前瞻性临床试验发现，以肱动脉血流介导的血管扩张（FMD）降低表明内皮功能障碍，持续吸烟者 FMD 无显著变化，而控制相关心血管疾病风险后，戒烟者 FMD 改善显著，间接说明戒烟可改善心血管内皮功能，降低心血管疾病发生。

四、戒烟降低血浆炎症介质

有研究通过纵向研究吸烟和戒烟对心血管疾病炎症标志物的影响发现，吸烟者戒烟 1 年后，其白细胞计数较吸烟时显著降低。吸烟可使稳定型心绞痛患者血浆超敏 C 反应蛋白（hs-CRP）水平增高，相反，戒烟可使升高的血浆 hs-CRP 水平下降，且与戒烟时间之间存在一定的相关性。戒烟时间越长，血浆 hs-CRP 水平下降越明显。炎症反应可促进动脉粥样硬化，虽然吸烟促进炎症反应的机制尚不清楚，但是戒烟可明显减轻血管炎症反应，延缓动脉粥样硬化进程。

五、戒烟增加抗血小板药物抑制率

临床研究证实，氯吡格雷与阿司匹林联合使用可多途径抑制血小板活化和聚集，从而有效预防血栓形成，改善冠状动脉血流，最终减少心血管事件发生。国内有研究表明，戒烟可提高急性心肌梗死（AMI）患者阿司匹林与氯吡格雷血小板抑制率，上调 AMI 治疗效果。

六、戒烟改善心血管疾病发生的其他因素

吸烟诱发的相关心血管事件可能与吸烟后心脏自主神经功能异常有关，心率变异性（HRV）是一种无创检测心血管自主神经功能的方法。戒烟降低白昼收缩压变异性和恢复心率变异性，避免自主神经对血压和心率的不利影响。戒烟后，减少一氧化碳吸收，从而削弱吸烟导致的缺氧状态。吸烟使一氧化氮释放减少，从而导致冠状动脉痉挛，戒烟可使一氧化氮释放恢复正常，改善血液循环，降低心血管疾病发病风险。

七、戒烟的心血管长期获益（1 年以上）

戒烟可使冠心病患者远期死亡风险降低 36%，远高于任何一项其他二级预防措施（他汀类药物降低 29%，β-受体阻滞剂降低 23%，ACE 抑制剂降低 23%，阿司匹林降低 15%）。还可以使患者心肌梗死后的死亡风险降低 46%。戒烟可使患

者冠状动脉介入治疗后心血管死亡相对风险降低44%，使冠状动脉旁路移植术后心血管死亡相对风险降低75%，再血管化相对风险降低41%。戒烟者与持续吸烟者相比，发生心搏骤停的绝对风险降低8%。戒烟使间歇性跛行静息痛发生率降低16%。

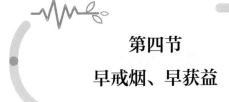

第四节
早戒烟、早获益

任何时候戒烟都不算晚！吸烟的危害或许要在一段时间后才陆续显现，但戒烟的好处却立竿见影。随着时间的延长，戒烟者的身体状况有可能恢复到与无吸烟者相似。停止吸烟 20 分钟心率就会下降，血压也会轻微降低；12 小时后，血液中的一氧化碳浓度会降至正常值；24 小时后，一氧化碳将从肺部排出，使呼吸功能得到改善，降低心肌梗死危险性；48 小时后，尼古丁所致的不良反应就会消失，神经末梢的功能逐渐开始恢复，嗅觉和味觉对外界物质敏感性增强；72 小时后，支气管不再痉挛，呼吸大为舒畅，肺活量增加。停止吸烟 3 个月后，肺功能得到改善，呼吸急促、咳嗽、鼻窦充血、疲劳、气短等症状减轻，气管和支气管黏膜上长出新的纤毛，处理黏液的功能增强，感染机会减少，身体的能量储备提高。停止吸烟 1 年，冠状动脉硬化危险降低 50%，减至吸烟者的一半。停止吸烟 5 年，患脑卒中和心肌梗死的发病风险几乎降低到正常不吸烟者的水平，比一般吸烟者（每天 1 包）的肺癌死亡率下降，即由 1.37% 降至 0.72%，或近似于不吸烟者的死亡率；口腔、呼吸道、食管癌发生率降到吸烟者发病率的一半。停止吸烟 10 年，癌前细胞可被健康的细胞代替，肺癌的发生率可降至非吸烟者的水平；口腔、呼吸道、食管、膀胱、肾脏、胰腺的癌症发病率明显下降。停止吸烟15年，患冠状动脉粥样硬化性心脏病的发病风险与不吸烟者相同。因此，戒烟永不嫌晚。任何人在任何年龄戒烟均可获益，且戒烟越早、持续时间越长，健康获益就越大。

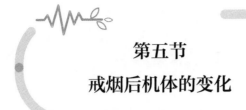

第五节
戒烟后机体的变化

一、改善味觉和嗅觉，重新享受美味食物

烟草燃烧产生的多种化合物可使吸烟者的味觉变得迟钝，这些化学品虽然不会彻底摧毁味蕾识别酸、甜、苦、辣的能力，但识别程度会大大降低。味觉丧失通常是一个渐进过程，吸烟者往往意识不到自己不再能够享受食物味道。幸运的是，这种对味觉的损害不是永久性的。很多人在戒烟两天后就会发现食物的芳香和味道变得比以往浓烈，这是味蕾和鼻黏膜神经末梢开始苏醒或再生的结果。随着时间推移，受损的味觉和嗅觉最终能够彻底逆转，并能让人重新享受原有的食物美味。

二、减轻口腔异味，谈吐自信大方

众所周知，吸烟者口腔内会有异味，尤其是那些烟龄长达十几年的吸烟者口中会发出非常难闻的味道。吸烟者早晨起床后，往往会感觉到嘴里不清爽，有异味。戒烟后一周，吸烟导致的口臭会有所减轻，约1个月后，口腔异味会逐渐消失，特别是吸烟时间长的吸烟者，残留在身上的烟臭味也会随着戒烟慢慢消散。

❧ 三、改善牙齿健康，恢复美丽笑容

牙齿被誉为人体最坚硬的骨骼，有人说牙齿的硬度仅次于金刚石，那为什么坚硬无比的牙齿却会被看似轻柔的烟雾熏得受不了呢？长期吸烟者，其牙齿表层会沉积很多烟渍，导致牙齿发黑、发黄，影响牙齿美观，焦黄发黑的牙齿，也常被人们看作是吸烟者的象征。长期吸烟还会导致牙齿缝隙部位容易滋生细菌，导致各种牙周问题。戒烟会让牙齿变得不再污浊，同时由于口腔卫生的改善，各种口腔疾病的发生率也会明显减少。吸烟者最先受害的就是口腔与牙齿，戒烟后，牙齿与口腔也将最先受益。

❧ 四、咳嗽咳痰减少或停止，肺功能有所恢复

烟草燃烧后会释放许多有毒、有害物质，其中醛类物质对呼吸道有直接刺激作用，可以引起呼吸道黏膜受损充血，妨碍纤毛的自洁功能，因而吸烟者大多会有咳嗽、痰多等症状。戒烟后纤毛恢复了正常功能，痰液减少，咳嗽也会随之停止。但是如果吸烟时间太久，如已有 10 年、20 年的烟龄，已经导致慢性支气管炎、慢性阻塞性肺疾病等，这些疾病所致的咳嗽是无法治愈的。所以，要尽早戒烟，越早越好。

🌿 五、血压降低，减少心血管风险

临床研究表明，戒烟 8 小时后，戒烟者体内的含氧量就会增加，同时体内一氧化碳水平会下降，因为尼古丁、一氧化碳、碳氧化合物、过氧化物等化合物都是引起血压升高的因子。戒烟之后，体内这些物质的水平下降，对人体的刺激也随之减少。当然，戒烟可以看到效果，一旦又吸烟，这些效果又会消失，所以如果能够坚持不吸烟，那么吸烟对血压造成的不良影响就会完全得以控制。

🌿 六、远离失眠困扰，享受美好睡眠

烟草中的尼古丁对于睡眠具有抑制作用，长期吸烟很容易导致吸烟者失眠。有研究表明，每抽一支烟，吸烟者的总睡眠时间就会减少 1.2 分钟。研究人员通过对大规模的人群进行分析后发现，在吸烟的人群中有 11.9% 的人存在入睡困难，有 10.6% 的人会在夜间醒来，还有 9.5% 的人会在早晨醒得过早，而这些比例在非吸烟者人群中均明显偏低。就睡眠质量而言，吸烟组与既往吸烟组的总睡眠时间、睡眠效率及慢波睡眠时间均比从未吸烟组缩短或降低。吸烟与睡眠紊乱有关，减少吸烟量或戒烟则有助于提高睡眠质量。还有研究结果显示，在阻塞性睡眠呼吸暂停综合征患者中，吸烟组的睡眠呼吸障碍程度比非吸烟组严重，戒烟对改善阻塞性睡眠呼吸暂停综合征患者病情有积极的作用。

七、视力有所提高，恢复清晰世界

吸烟对眼睛也会造成很大的伤害，烟草燃烧产生的尼古丁会对吸烟者视网膜血管产生刺激，导致视网膜血管痉挛，从而引起血管硬化，长时间吸烟会导致视网膜供血不足，同时，烟碱毒性也会伤害视神经，吸烟时间长会引起视神经损伤。戒烟后，其视力可得到一定程度的提高。另外，戒烟可减少发生老年性黄斑变性的风险，戒烟 20 年以上者发病率与不吸烟者相当。因此，任何时间戒烟都不算迟，而且最好在出现严重健康损害之前戒烟。总之，吸烟有百害而无一利，戒烟则有百利而无一弊。戒烟不仅有利于自身健康，还有利于他人健康，可谓一举两利。

第五章

科学戒烟的方法

　　吸烟是心血管疾病发病和死亡的主要风险因素，也是可以预防和控制的因素。目前，中国是世界上吸烟人口最多的国家，中国整体人群对烟草的接触状况仍旧非常不乐观。全面的戒烟治疗是一级预防、二级预防以及心脏康复中的一个重要组成部分。对于临床医生、心脏康复医生、医疗保健者来说，持续提供戒烟治疗仍然是一项重大挑战。本章主要介绍目前临床上常用的科学戒烟方法（图 5-1）。

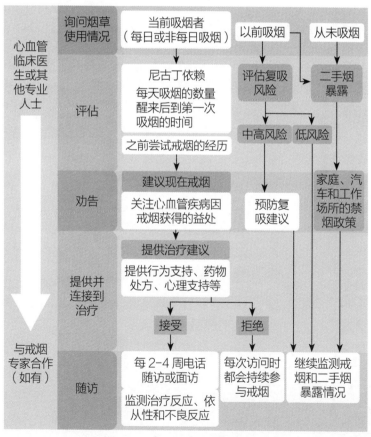

图 5-1　戒烟治疗路径

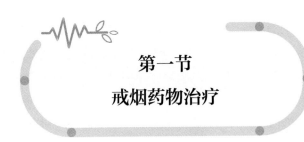

第一节
戒烟药物治疗

戒烟药物可以缓解戒断症状，帮助有戒烟意愿的吸烟者提高戒烟成功率。世界卫生组织建议，治疗烟草依赖时，医生应向每一位希望获得戒烟帮助的吸烟者提供有效戒烟药物的信息。但对于存在药物禁忌证或使用戒烟药物后缺乏充分有效性证据的人群（如无烟烟草使用者、孕妇、哺乳期妇女、每日吸烟量少于 10 支的吸烟者、未成年人等），目前尚不推荐此类人群使用戒烟药物。因戒烟药物可能存在不良反应，需在医师指导下服用。

目前，我国已批准使用的戒烟药物包括尼古丁替代治疗（NRT）、安非他酮、伐尼克兰等。具体使用说明如下。

❶ 尼古丁替代治疗　治疗制剂中的尼古丁递送至大脑的速度比吸烟时慢且剂量小，从而使吸烟者大脑中的烟碱型乙酰胆碱受体产生"脱敏作用"，以减少戒断症状，包括易怒、焦虑、注意力不集中、烦躁、饥饿、体重增加和睡眠障碍等。使用一段时间后，戒烟者对尼古丁的摄取量逐渐降低，进而戒除烟瘾。但 NRT 不能复制吸烟的愉悦效果，部分原因是制剂中的尼古丁吸收速度较慢，导致血液尼古丁峰值浓度比香烟低，因而降低尼古丁产生的愉悦效果。临床试验表明，尼古丁吸入剂、贴剂和口香糖等均有大致相同的疗效。目前有关 NRT 对

心血管疾病患者安全性研究数据，包括随机对照研究、实效研究和观察性研究均一致证实 NRT 无安全性问题。即使使用高剂量 NRT 药物的患者同时吸烟，短期也未发现心血管系统不良反应。

❷ **安非他酮治疗**　安非他酮是一种氨基酮，可增加伏隔核和蓝斑部位的神经突触间隙中去甲肾上腺素（NE）、5- 羟色胺（5-HT）及多巴胺（DA）的浓度，降低吸烟者对尼古丁的渴求，同时不引起戒断症状。与安慰剂相比，使用安非他酮 6 个月的持续戒断率为 24.2%。安非他酮和尼古丁贴片联合治疗比单独使用安非他酮或单用 NRT 更有效。一项涉及 8 000 多名吸烟者的研究发现，与 NRT 或安慰剂相比，接受安非他酮治疗的吸烟者没有发现对血压有不良影响，也没有增加其患心血管事件的风险。

❸ **伐尼克兰治疗**　伐尼克兰是非尼古丁类药物，也是一种高选择性乙酰胆碱 α4β2 受体部分激动剂，对该受体有独特的双向调节作用。其激动剂作用可缓解吸烟者对尼古丁的渴求和戒断症状，而同时其拮抗剂作用又能阻止尼古丁与大脑内受体的结合，从而减少吸烟的快感，降低对吸烟的期待，减少复吸的可能性。其在合并心血管疾病吸烟者中的疗效和安全性已经得到证实。随机对照研究显示，伐尼克兰治疗 1 年，持续戒烟率分别为尼古丁替代治疗和安非他酮治疗的 1.31 倍和 1.52 倍。

❹ **联合治疗**　单用一种戒烟药物疗效不佳时，长效制剂和短效制剂可以联合应用。包括：①长程尼古丁贴片（14 周以上）+ 其他 NRT 类药物（如咀嚼胶和鼻喷剂）；②尼古丁贴片 + 尼古丁吸入剂；③尼古丁贴片 + 盐酸安非他酮（证据等级 A）。NRT 类药物和伐尼克兰是否能联用存有争议，主要因其疗效不明确，但安全性已得到证实。

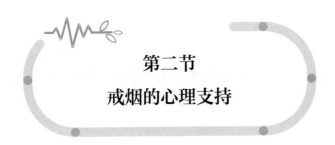

第二节
戒烟的心理支持

对于戒烟者来说，最大难点集中在戒断症状的心理部分。吸烟者戒烟后会产生尼古丁戒断症状，要缓解这种难以忍受的症状就必须持续吸烟，但由于身体的反应和生活常识使戒烟者知道吸烟行为是有害健康的，于是心理会变得矛盾。戒烟是一个痛苦、反复和长期的过程，恐惧戒烟后会遭遇身心的巨大痛苦常是吸烟者戒烟的最大障碍。因此，坚定的戒烟信念是戒烟成功的关键，给予吸烟的心血管疾病患者心理支持治疗是十分必要的。

一、"5A"戒烟心理干预治疗

在心血管疾病患者中，推荐应用指南建议的"5A"干预方案（图 5-2）进行戒烟心理干预治疗。

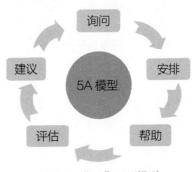

图 5-2 "5A"干预模型

❶ **询问（ask）** 了解记录患者的一般状况、患病情况及吸烟状况。

❷ **建议（advise）** 倾听患者诉说，纠正患者的错误想法和意识，强化患者的戒烟意识，鼓励患者立即戒烟，强调戒烟的重要性，阐述戒烟的益处。

❸ **评估（assess）** 对患者的戒烟意愿、戒烟动机和信心进行评估，为有戒烟意愿的患者提供戒烟帮助（图 5-3）。

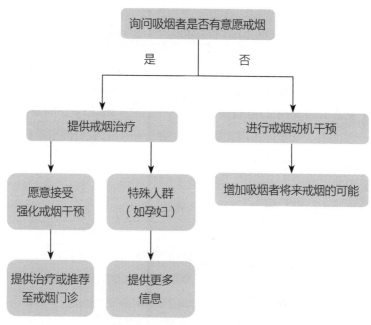

图 5-3　评估吸烟者戒烟意愿流程图

❹ **帮助（assist）** 在帮助吸烟患者戒烟之前，首先要了解吸烟患者对戒烟所处的不同阶段，这样才能有针对性地提供适当的干预措施。根据吸烟患者的戒烟意向，可将其改变过程分为以下几个阶段。

（1） 思考前期：吸烟患者尚无戒烟动机，近 6 个月内尚未认真考虑过戒烟。

（2） 思考期：目前仍在吸烟，但已有戒烟的动机，尚未设定戒烟具体日期。

（3） 准备期：决定采取戒烟行动，并认真计划在 1 个月内停止吸烟。

（4） 行动期：已经开始戒烟，但持续时间不到 6 个月。

（5） 维持期：成功地持续不吸烟 6 个月以上。

在帮助患者制定戒烟计划时，开始戒烟时间应不晚于计划制定后 2 周，建立健康的生活方式，饮酒的患者建议戒酒。此外，戒烟后，每天可能会多出一些空闲时间，一定要利用这些时间，做一些有意义、有价值的事情，包括工作、读书和运动等，戒烟的空虚感自然就会被驱散。

❺ **安排（arrange）** 对戒烟的患者进行随访，随访时间不少于 6 个月。

✤ 二、动机访谈与"5R"干预模式

对于没有戒烟意愿的心血管疾病患者，可以通过动机访谈和"5R"干预模式转变患者的想法，增强患者的戒烟动机。

动机访谈是一种应用广泛的心理干预模式，旨在帮助患者认识到现有的或潜在的问题，帮助患者寻找并挖掘改变自身行为的内在愿望，从而提升其改变的动机，达到彻底改掉不良习惯的目的。动机访谈最大的特点是不采取逼迫以及评价患者的方式，相反，在充分尊重患者以及其行为的基础上，使其真正认识到吸烟的严重性和由此带来的隐患；另一方面，通过帮助患者预见美好的未来，使吸烟患者从内心激发其改变的潜能，从而达到彻底改变吸烟行为的目的。

在戒烟患者中，还可以通过应用"5R"干预模式（图5-4）增强吸烟患者的戒烟动机。针对暂时没有戒烟意愿的吸烟患者，其目的是告知患者吸烟危害、戒烟意义，发现戒烟与其生活相关性，找到患者戒烟难点，进行干预，从而使患者付诸行动戒烟。包括如下内容。

（1）相关（relevance）：要尽量帮助吸烟者懂得戒烟是与个人密切相关的事情。

（2）危害（risk）：让吸烟者了解吸烟对自己可能造成的短期和长期的负面影响及吸烟对环境的危害。

（3）益处（rewards）：让吸烟者认识戒烟的益处，并说明和强调那些与吸烟者最可能相关的益处，如促进健康、改善体味、节约金钱、拥有更清新的呼吸、不用再担心戒烟的问题等。

（4）障碍（roadblocks）：医生应告知吸烟者在戒烟过程中可能遇到的障碍及挫折，并告知他们如何处理。

（5）反复（repetition）：当遇到不愿意戒烟的吸烟者，应重复上述干预措施。对于曾经尝试戒烟失败的吸烟者，要告知他们大多数人都是在经历过多次戒烟尝试后才成功戒烟的。

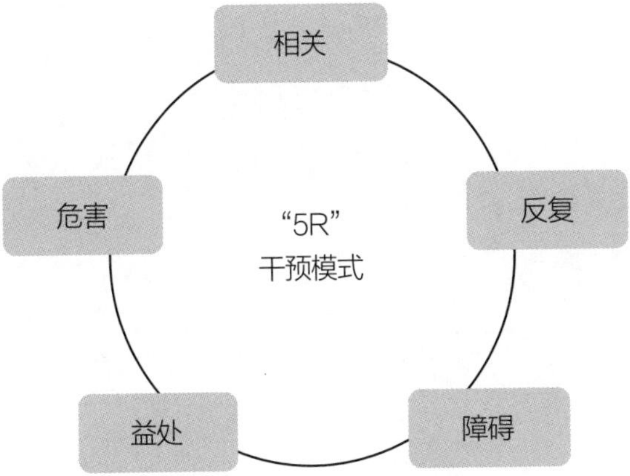

图 5-4　"5R"干预模式

三、社区或戒烟门诊心理干预课程设置

通过厌恶刺激、模仿学习、自我监控、行为契约等多种心理干预，改变吸烟者的行为，提高吸烟患者对吸烟危害的认识，了解放弃烟草可带来的健康效益，纠正对吸烟的错误认知，树立健康信念等。设置戒烟心理干预课程，如图 5-5 所示。

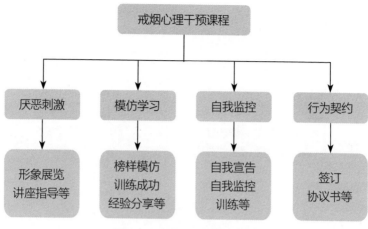

图5-5　心理干预课程示例图

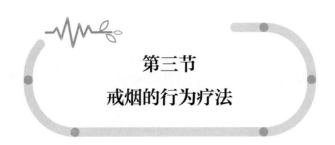

第三节
戒烟的行为疗法

　　戒烟的行为疗法是基于行为和认知心理学原理的治疗方法，试图通过帮助吸烟者改变无用的认知（即思想、信念和态度），并通过一系列技术（如设定目标），改变吸烟行为，加强吸烟者对吸烟行为的自我控制，并进行自我监控（如记录吸烟的时间和地点），通过奖励和技能培训，帮助吸烟者学习、练习和实施戒烟技术，帮助他们抵制戒烟后的吸烟冲动。

　　❶　自我监控，确定吸烟的诱因　要求吸烟者对吸烟发生的时间、地点和情况进行实时记录。

　　❷　行为演练　练习如何戒烟，以及如何应对再次吸烟。

　　❸　练习控制吸烟诱因

　　（1）避免触发诱因：例如，把烟灰缸收起来，戒酒等。

　　（2）改变触发诱因的情境：例如，在一个不能吸烟的地方工作休息。

　　（3）用替代品代替吸烟：例如，嚼口香糖、含糖果、玩压力球及进行锻炼等。

　　（4）当吸烟渴望出现的时候重新集中注意力：如进行自我决定的陈述，如"我可以做到"；或使用延迟语句鼓励自己，如"等待一分钟或两分钟，冲动就会过去"。

　　❹　自信训练　帮助吸烟者更好地处理可能引发吸烟的社

交场合。

⑤ **指导和培训** 如进行深呼吸、瑜伽、正念训练等，以应对压力和消极情绪，这些情绪通常与吸烟冲动有关。

⑥ **对吸烟者的生物反馈** 使用简单的呼气测试以提示吸烟者吸烟对健康的风险，并增强吸烟者减少吸烟和戒烟的动机。

⑦ **鼓励戒烟者之间的讨论** 分享有效的行为改变经验和挑战。

⑧ **激励措施** 通常以现金、代金券或者奖品的形式，激励吸烟者尝试戒烟，并在他们改变吸烟行为时予以奖励。

第四节
选择一次性戒断烟草

关于戒烟的好处已经无需赘述，多项研究均已证实远离烟草环境、主动戒烟、拒绝接触二手烟，可使全球人群受益。一些队列研究也显示，在与烟草相关的疾病中，戒烟者的发病和死亡风险均低于持续吸烟者。我国《冠心病康复与二级预防专家共识》中明确指出：戒烟的终极目标就是彻底戒烟，远离烟草环境，避免二手烟的危害。因此，无论何时戒烟，都会获益，戒烟越早，获益越多。在戒烟问题上，要观点鲜明，态度明确，不能有任何姑息与保留，要强调一次性完成烟草戒断的重要性。

为什么对于戒烟人群需要进行一次性烟草戒断？曾有相关观点认为，对于难以戒烟的患者或者烟草依赖性较强的人可采用循序渐进的方式进行戒烟，也就是逐渐下调吸烟的数量来实现最终的戒烟目的。但戒烟如同戒酒、戒毒、戒除网瘾一样，小剂量、低负荷的刺激并无法使烟草依赖人群完全脱离危险环境，试想一个网瘾很重的人，每天上网时间超过20小时，他们沉迷于游戏魔幻与虚拟世界之中不能自拔。即使减少了这类人群的网络接触时间，但由于他们并未完全脱离网络环境，那些减少的时间反而会使他们对网络世界的诱惑更加向往，希望有更多的时间投入网络中去，这样做对戒除网瘾没有任何作用，以致这类人群无法戒除网瘾。我们再以吸毒人群为例，如今在全国各省份都有为戒毒人群准备的戒毒所，戒毒所存在的目的和作用就是帮助这类人群集中隔离，通过强制方式避免他们接触毒品，并通过辅助药物治疗的方式使吸毒人群戒毒成功。没有哪个戒毒机构会对吸毒人群进行循序渐进的戒毒治疗，也没有哪戒毒机构采用的戒毒措施是通过小剂量的、逐渐减少毒品吸入量来实现戒毒的。因此，我们可以清晰地看到，不论是戒除网瘾还是戒除毒瘾，首要的一点就是让人群脱离成瘾环境，避免他们与网络或者毒品的一切接触的可能性，进而对其采用一些替代方式和药物治疗方法。同样，以我们在心血管内科多年的临床的工作经历可以告诉大家。我们曾经也建议对患者进行循序渐进的戒烟方案，而非一次性烟草戒断。我们的初衷是使患者接触烟草的时间和次数减少，从而减少烟草对其带来的危害，就比如一个人以前吸 10 支烟，现在吸 5 支烟，通过吸入得越少，达到患者所受烟草的危害会越小。对于那些毫无戒烟意愿的患者，我们也曾建议他减少吸烟的次数和吸入的总量，但经过一段时间的随访我们发现，患者整体烟草依赖的程度并没有降低，虽然的确有一小部分人群能够做到减少吸入的次数与吸入的总量，但仍有相当多的人群没有实现循序渐进式的烟草戒断成功。这些鲜活的事实也证明了只要有焦油、尼古丁等物质的刺激，中枢神经系统就仍会产生烟草依赖，这种依赖就像网瘾、毒瘾一样，如果患者没有彻底脱离它们所带来的刺激，即使减少接触烟草的次数和剂量，仍无法使他们完成戒烟。因此，即使一次性戒断治疗会存在较大难度，但是仍然要坚持这样的做法。

第五节
电子烟是否有助于戒烟

电子烟，也称为电子尼古丁输送系统，与香烟和其他可燃烟草产品的不同之处在于它们不会通过燃烧烟草产生烟雾。电子烟是通过加热含有尼古丁、丙二醇或植物甘油和调味剂的溶液以产生气溶胶，使其具有香烟一样的外观、烟雾、味道和感觉。

电子烟虽然不含焦油，但会释放可吸入的液体细颗粒物和超细颗粒物、尼古丁和致癌物质，还可能让使用者将其他多种未发现的有毒化合物吸入体内。并且，电子烟也会产生二手烟，同样可以危及他人健康。同时，部分电子烟尼古丁含量超高，危害可能远远高于普通香烟。即使单纯吸入尼古丁，同样会产生健康风险。尼古丁本身不是一种致癌物质，但可以起到"肿瘤启动因子"的作用。此外，使用电子烟可能使人更容易想使用传统卷烟，这一现象在青少年中尤为明显。一项包含 91 051 例青少年受试者的 Meta 分析研究结果显示，青少年使用电子烟后成为传统卷烟使用者的风险是从不使用电子烟者的 2.21 倍。

世界卫生组织专门对电子烟进行了研究，并得出了明确的结论：电子烟有害公共健康，它更不是戒烟手段，必须加强对其进行管制，杜绝对青少年和非吸烟者产生危害。《中国吸烟危害健康报告 2020》明确表示，有充分证据表明电子烟是不安全的，会对健康产生危害。

第六节
给戒烟患者的建议

建议一：

丢掉与吸烟相关的用具，如卷烟、香烟、打火机、火柴及烟灰缸等。

建议二：

不去吸烟的场所，并在以往总是吸烟的地方和场合放置一些警示牌，如"起床时不要吸烟""饭后不要吸烟"等。

建议三：

当特别想吸烟时，立即做深呼吸，慢慢深吸一口气，数 10 个数，然后呼气，连做 5 次；闭上眼睛，全身放松，默想一个场景或一个数字，坚持 20 分钟。

建议四：

对于那些迫不及待要吸烟的人，可通过吃水果、咀嚼无糖口香糖或散步分散注意力。

建议五：

用烟草替代物来释放压力，因为以往吸烟者的手和嘴每天都会有很多次重复吸烟的动作，戒烟之后一般不会立即改掉这个习惯性动作，所以可选择一些替代品来帮助克服，如口香糖、牙签等可针对嘴上的习惯，铅笔、勺子、咖啡搅拌棒等可针对手上的习惯。

建议六：

建立一整套的健康生活方式，饮食清淡，多吃水果、蔬菜，保证充足睡眠，增加体育锻炼等。

建议七：

戒烟期间应避免食用酒、浓茶等刺激性饮料与食物。

建议八：

前往戒烟门诊就诊，请医师帮助戒烟。

建议九：

定期随访是戒烟干预的重要内容。